RÉFLEXIONS PRATIQUES

SUR

LES DIVERSES MÉTHODES D'OPÉRER LA CATARACTE.

DE LA

KISTOTOMIE POSTÉRIEURE,

OU

DÉCHIREMENT DE LA CRISTALLOIDE POSTÉRIEURE

APRÈS L'EXTRACTION,

COMME MOYEN DE S'OPPOSER AUX CATARACTES MEMBRANEUSES SECONDAIRES.

REFLEXIONS PRATIQUES

SUR

LES DIVERSES MÉTHODES D'OPÉRER LA CATARACTE

PAR

J.-F.-P. LANDRAU,

MÉDECIN-OCULISTE ,

Directeur de l'Institut ophthalmologique de Lyon, Membre de plusieurs
Sociétés savantes nationales et étrangères.

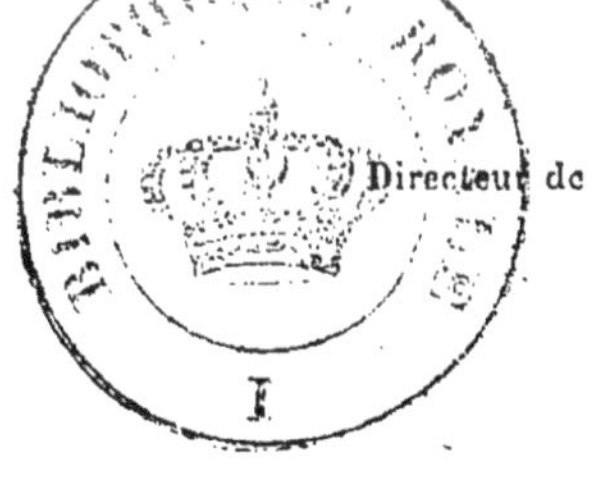

LA GUILLOTIÈRE,

IMPRIMERIE DE J.-M. BAJAT,

Rue des Trois-Rois, 1.

1844.

PRÉFACE.

A une époque où, par une faveur difficile à expliquer, l'opération de la cataracte par abaissement, naguères rejetée presque complètement de la pratique, semble être la méthode que la majorité des opérateurs préfèrent; rappeler l'attention des chirurgiens, et surtout des médecins spéciaux, sur l'opération par extraction, prouver par des faits nombreux et bien observés, que cette méthode opératoire expose à moins de dangers quand elle est bien faite, fournit plus d'heureux résultats dans la pratique, et guérit plus sûrement que toutes les autres méthodes, tel est le but du travail que je livre aujourd'hui au public, et sur lequel j'appelle l'attention de ceux qui s'occupent d'ophthalmologie.

On ne doit donc point s'attendre à trouver dans

cet ouvrage un traité complet de la cataracte. Tant de monographies ont été écrites sur ce sujet, qu'un travail de cette nature, outre qu'il n'offrirait rien de nouveau, serait encore d'une complète inutilité. Ces réflexions sont toutes pratiques. Elles sont écrites par la main d'un praticien qui, depuis plus de vingt ans, a observé avec soin, avec attention, les cas innombrables qui se sont présentés à lui, et qui a toujours eu pour guide dans sa pratique l'immortelle pensée de Baglivi, *Ars medica tota in observationibus*. Leur seul mérite, c'est d'être l'expression sincère d'une conviction profonde, inébranlable, puisqu'elle est appuyée sur quelques milliers de faits bien observés.

J'ai fait suivre ce travail de la description d'un procédé opératoire qui m'est particulier, et auquel je crois pouvoir, avec juste raison, attribuer une grande partie des succès que j'obtiens journellement dans des circonstances où d'autres n'éprouvent que des revers. Ce procédé qui consiste dans le déchirement de la cristalloïde postérieure après l'opération par extraction, a pour but de s'opposer à certains accidents consécutifs que je signalerai.

Je le considère comme le complément de la méthode opératoire.

Mon but sera atteint, si je puis parvenir à faire passer dans l'esprit de ceux qui me liront la conviction qui m'a dicté ces lignes; et si je suis assez heureux pour ramener les ophthalmologistes consciencieux vers une voie dont ils n'auraient jamais dû s'écarter; car c'est la seule voie du succès et de la saine pratique.

RÉFLEXIONS PRATIQUES

SUR

LES DIVERSES MÉTHODES

D'OPÉRER LA CATARACTE.

Plusieurs méthodes opératoires ont été créées, et sont mises en usage de nos jours pour l'opération de la cataracte; mais on peut, avec juste raison, les réduire à deux : l'extraction et l'abaissement; tous les procédés connus, ne pouvant être considérés que comme des modifications de l'une ou de l'autre de ces deux méthodes.

Dans la première méthode, l'extraction, on a pour but de faire sortir par une ouverture faite à la cornée transparente, le cristallin opaque qui empêche que la vision s'accomplisse.

Dans la seconde, on se contente de déplacer du champ de la pupille le corps opaque qui empêche que les rayons lumineux soient perçus par la rétine. Avec l'abaissement, on laisse dans l'œil le cristallin cataracté; tandis que, avec l'extraction,

Le premier temps de cette méthode opératoire ne peut convenir que dans ces cas où le cristallin est mou, pulpeux, ou réduit à un état de bouillie blanchâtre presque liquide. On sait qu'il suffit alors, pour obtenir la guérison, de diviser légèrement avec l'aiguille, et dans tous les sens, le cristallin opaque, en se gardant bien de faire des tentatives inutiles pour le déplacer, et de le laisser livré à l'action dissolvante de l'humeur aqueuse, Mais, à proprement parler, on ne peut qualifier cette méthode opératoire du nom de broiement, mais plutôt de celui de division.

Supposons maintenant pour un moment que le cristallin ait été broyé, et qu'on soit parvenu à faire passer les uns après les autres ses débris dans la chambre antérieure. Que reste-t-il à faire après ce premier temps? ouvrir la cornée et faire sortir les débris du corps opaque. Mais vous oubliez que toute la manœuvre précédente n'a pu s'effectuer, sans que les cristalloïdes et les cellules antérieures de l'hyaloïde aient été déchirées; il en résulte nécessairement que le corps vitré n'est plus retenu en place par aucune membrane; il peut donc s'écouler sous la moindre pression faite sur le globe, quand la cornée sera ouverte, et surtout en ouvrant cette membrane; il devient donc très dangereux de faire la section de la cornée, dans cette circonstance, et d'aller chercher les débris du

cristallin, soit avec une érigne, soit avec une curette. Ce second temps n'est donc pas plus praticable que le premier; car, pour qu'il le fût, il faudrait, chose impossible, pouvoir s'opposer aux
contractions violentes des muscles oculaires et
palpébraux et surtout à la mobilité du globe de
l'œil.

Essayez donc encore, après toute cette manœuvre, d'introduire une pince dans l'œil pour aller
chercher les lambeaux de la cristalloïde quand
elle est opaque, et vous verrez la quantité de corps
vitré qui restera dans l'organe à la fin de tout cela.

Somme toute, je termine en disant qu'une aussi
étrange méthode opératoire n'a pu être conseillée
que par un chirurgien, qui, jamais, n'avait fait
par lui-même une seule opération de cataracte.
J'ajouterai, qu'en supposant que le manuel fût
praticable, la méthode offrirait toujours tous les
inconvénients réunis des deux autres méthodes,
sans en avoir aucun des avantages.

Cette petite digression achevée, revenons aux
deux autres méthodes, et examinons laquelle des
deux peut offrir le plus d'avantages comme méthode générale. Mon but, en écrivant ces lignes,
n'est point de briser une lance en faveur de telle
ou telle méthode; je ne me pose en défenseur d'aucune, mais aujourd'hui, qu'un grand nombre de
médecins semble encore accorder la préférence à

l'abaissement, je crois utile de rappeler l'attention sur l'extraction, et de consigner ici les résultats et les réflexions qui m'ont été fournis par ma longue pratique.

Et d'abord, pour quelle raison préfère-t-on l'abaissement? il faut le dire franchement; c'est parce que cette méthode est plus facile, et non pas parce qu'elle fournit de plus heureux résultats dans la pratique. On opère par dépression, parce que le manuel est plus simple, la manœuvre plus facile; voilà pourquoi ceux qui n'oseraient pas tenter l'extraction, par la crainte qu'ils auraient de commettre quelque maladresse, se hasardent à pratiquer l'opération par abaissement; et si sur vingt opérations on a quelques rares succès, on s'appuie sur ces pauvres résultats, pour prôner bien haut les avantages immenses de l'abaissement. Telle est la véracité des hommes de notre époque! Le plus souvent, ceux-là même qui disent et écrivent que l'abaissement est incontestablement préférable à l'extraction, n'ont jamais opéré par cette dernière méthode; et si on nous objecte que des gens haut placés dans la science ont vanté l'abaissement, nous répondrons avec MM. Fournier-Pescay et Bégin, que nous n'élevons de doute, ni sur les talents, ni sur la bonne foi de Pott, Bell, Callisen, Schmidt, Beer, Langenbeck, Scarpa, Dubois, et d'aucuns des autres chirurgiens qui pratiquent exclusivement l'opération par la méthode de l'abaissement; mais nous pensons que pour cela seul qu'ils n'exécutent que celle-là, ils ne peuvent pas juger de l'autre avec un esprit entièrement dégagé de préventions défavorables, et avec une connaissance parfaite de ses avantages et de ses inconvénients. Nous n'admettons de juges en la matière que les praticiens qui font également usage de l'une et de l'autre méthode, et qui seuls sont aptes à établir entre elles une comparaison juste et véritable.

Ainsi donc, si on n'extrait pas aujourd'hui aussi généralement qu'on le faisait autrefois, c'est qu'aujourd'hui l'ophthalmologie, qui jadis était une branche spéciale de la chirurgie, est tombée dans le domaine commun; c'est que le plus mince chirurgien de petite ville veut tenter une opération de cataracte; hors, comme il faut pour l'extraction un homme spécial, un praticien qui joigne à une adresse peu commune, une habitude acquise par des opérations journalières, il en résulte que le médecin qui ne fait que quelques rares opérations tous les ans, ne peut jamais acquérir cette habitude, et ne se hasarde pas alors à faire l'extraction.

Pour moi qui, depuis vingt années, me suis livré spécialement à cette branche de la chirurgie, qui pendant ce laps de temps ai opéré quelques milliers de cataractés, qui ai mis tour à tour en pratique les deux modes opératoires, afin de me livrer à des expériences comparatives, je dois le dire ici hautement, j'ai toujours obtenu un nombre beaucoup plus considérable de succès par l'extraction. Aussi, est-ce toujours à cette méthode que j'ai recours de préférence dans la pluralité des cas. J'ai aujourd'hui la conviction bien établie que l'extraction peut réussir dans tous les cas où l'abaissement réussit, tandis que cette dernière méthode ne fournirait pas de bons résultats dans beaucoup de circonstances où la première pourrait être profitable. Aussi je crois pouvoir poser comme axiôme, en fait de méthodes opératoires, que l'extraction est la règle, l'abaissement l'exception.

Je m'efforcerai de prouver tout à l'heure que si j'obtiens un nombre de succès beaucoup plus considérable que certains autres chirurgiens, voire même oculistes, je le dois, sans nul doute, au procédé particulier que je mets en usage, et qui peut être considéré comme le complément de l'opéraration par extraction.

Au reste, si nous jetons un coup d'œil en arrière sur les opinions des hommes qui, toute leur vie se sont occupés spécialement d'ophthalmologie, et ont fait faire à cette branche de la chirurgie les progrès immenses qu'on lui reconnaît aujourd'hui, il nous sera facile de prouver que tous, sans exception, employaient l'extraction de préférence à l'abaissement, parce qu'ils avaient remarqué comme moi, qu'elle donnait toujours des réussites plus nombreuses. Je vais donner quelques-unes de leurs opinions, afin d'étayer la mienne de tout le poids de leur nom et de leur génie.

« La supériorité de l'extraction sur l'abaisse-
» ment est reconnue de tout le monde, dit Pellier
» de Quengsy, l'on ne doit pourtant pas être surpris
» de voir encore aujourd'hui quelques zélés par-
» tisans de l'abaissement ; car il est certain que
» cela ne provient que du peu de familiarité
» qu'ils ont de la méthode par extraction, et du
» peu de fruit qu'ils en retirent quand ils l'entre-
» prennent (1), »

Le baron de Wenzel, un des oculistes les plus célèbres, s'exprime en ces termes en parlant de l'a-
baissement : « Je crois inutile de rien ajouter à ce
» que je viens de dire, persuadé que cette mé-
» thode ne peut plus avoir pour défenseurs que
» ceux qui ne s'occupent pas spécialement de cette
» branche de la médecine, et n'obtiennent que peu
» de succès dans l'autre manière d'opérer, peut-
» être faute d'expérience et de connaissances assez
» exactes sur ce qu'il faut faire. Je terminerai par
» une dernière réflexion : on guérit de la cata-

____

2

» racte plus sûrement aujourd'hui qu'on met en
» pratique l'opération par extraction, qu'autrefois
» où l'on ne connaissait que celle par dépres-
» sion (1). »

Voici maintenant l'opinion de Demours : « En
» thèse générale, dit-il, je ne dois pas laisser ignorer
» que l'extraction me paraît préférable, et que
» lorsque rien n'indique spécialement la dépres-
» sion, il faut extraire (2). »

Guérin (de Lyon) est plus explicite : « Jusqu'à
» présent, dit-il, les différentes méthodes d'opérer
» la cataracte se bornent à son abaissement et à son
» extraction. La seconde méthode est de nos jours
» l'unique que la saine chirurgie mette en prati-
» que (3). »

C'est avec le même laconisme que Deshais Gen-
dron émet son opinion à ce sujet : « L'art nous
» propose deux façons d'opérer la cataracte,
» l'une est par abaissement et l'autre par extrac-
» tion. L'extraction est préférable à l'abaisse-
» ment (4). »

Les traducteurs de Scarpa, eux-mêmes, tout en

---

(1) Wenzel ; *Manuel de l'oculiste*, p. 107.
(2) Demours ; *Traité des maladies des yeux*, p. 527.
(3) Guérin ; *Essai sur les maladies des yeux*, p. 151.
(4) Desahis-Gendron ; *Maladies des yeux*, p. 273.

faisant passer dans notre langue un ouvrage, qui a eu pour effet de remettre en faveur l'abaissement, complètement délaissé quand il apparut, ne peuvent pas s'empêcher de dire à la suite des réflexions du chirurgien de Pavie : « Il est temps
» enfin que les praticiens reviennent à des opi-
» nions plus justes, qu'ils considèrent seulement
» les faits, qu'ils comparent la force des raisonne-
» ments, et que, dégagés de toute prévention, et
» surtout de cette influence que les noms auxquels
» une célébrité, d'ailleurs justement acquise, est
» attachée, ne manquent pas d'exercer dans les
» sciences, ils reconnaissent que si la méthode par
» abaissement ne doit point être rejetée, celle de
» l'extraction présente des avantages plus nom-
» breux, et qui doivent la faire généralement
» préférer (1). »

Voilà maintenant la manière dont Weller s'explique à ce sujet, après avoir signalé les avantages et les inconvénients de l'une et de l'autre méthode :
« Si cette dernière opération (l'extraction) est
» faite habilement, et que le patient soit docile et
» soigné d'une manière convenable, elle se ré-
» duit à une lésion légère, et l'état inflammatoire qui

---

(1) Ouvrage de Scarpa sur les maladies des yeux traduit par Fournier-Pescay et Begin, p. 93, 1821.

» s'en suit, nécessairement passe inaperçu; c'est
» par conséquent la méthode qui doit être préfé-
» rée en général, quoiqu'elle ne soit pas toujours
» la meilleure ou la plus convenable dans certains
» cas particuliers; car, comme dans toutes les
» branches de la médecine pratique, l'examen at-
» tentif de chaque cas spécial doit aussi toujours
» précéder le choix de la méthode opératoire, si
» on veut avoir l'espérance de guérir les cataractes
» avec le plus de succès possible, partout où l'ex-
» traction est indiquée, elle peut être préférée à
» tous les autres procédés. Si ce précepte n'est
» pas toujours suivi par les médecins, cela dépend
» souvent, même chez ceux qui sont le plus éclai-
» rés, d'un esprit exclusif et d'une habitude prise
» que l'on pourrait qualifier de routine; souvent
» cela tient aussi à la timidité, au manque de con-
» fiance en ses propres forces, au peu de sûreté de
» la main, à la crainte que l'on a de la perte totale
» du globe de l'œil, etc.... C'est par ces raisons et
» par d'autres semblables, que le jeune médecin
» choisit de préférence la méthode la plus facile.
» Je puis encore ajouter, en faveur de l'opération
» par extraction, qu'autant de fois que je l'ai
» pratiquée moi-même, et cela m'est très sou-
» vent arrivé, il n'est jamais survenu d'inflam-

» mation qui ait été suivie de la perte de la
» vue (1). »

Avons-nous besoin de nous appuyer encore sur
des autorités remarquables, nous n'avons qu'à
nommer les Ware, les Richter, les Lawrence, les
Forlenze et tant d'autres.

Terminons par quelques citations de deux auteurs modernes qui sont encore en notre faveur.
Nous lisons dans l'ouvrage de M. Sichel, les phra-
ses suivantes à propos de la méthode dont nous
nous occupons : « L'extraction étant le mode le
» plus prompt de guérir la cataracte, elle sera pré-
» férable lorsqu'il s'agit de ne pas faire perdre de
» temps à son malade, et de ne pas revenir à l'o-
» pération; on adoptera donc cette méthode lors-
» qu'on aura affaire à des individus fort avancés
» en âge, qui n'ont guère de temps à vivre, et
» auxquels il importe de ne passer aucuns de
» leurs jours précieux en attentes inutiles. Le
» calme propre à ces personnes, et le peu de réac-
» tion qui suit les lésions traumatiques, garantis-
» sent chez elles le succès de l'extraction (2). »
Si nous analysons ces paroles, qu'y remarquons-

---

(1) Weller ; *Traité des maladies des yeux*, p. 229.
(2) Sichel ; *de l'Ophthalmie, de l'Amaurose et de la Ca-taracte*, p. 618.

nous? 1° Que la méthode par extraction guérit plus promptement et plus sûrement que les autres méthodes opératoires, puisqu'on reconnaît qu'il faut souvent revenir à ces dernières avant d'obtenir un résultat satisfaisant. Ce sont là, on le voit, deux conditions qui plaident déjà d'une façon bien victorieuse en faveur de l'extraction; 2° qu'il faut mettre en usage l'extraction, de préférence à toute autre méthode, chez les sujets âgés; mais, c'est dire, sans le vouloir, qu'on doit la préférer dans la grande majorité des cas. En effet, la cataracte est, comme on le sait, une maladie des vieillards; elle ne survient ordinairement que de 50 à 80 ans; elle est très rare chez les jeunes sujets. Par conséquent, puisque c'est dans un âge avancé de la vie que cette affection se montre ordinairement, et que c'est justement dans ces conditions que l'extraction est indiquée, on peut en déduire cette conséquence logique, que la méthode par extraction doit être la méthode générale. Comment expliquer alors l'engouement du praticien dont nous venons de parler pour une autre méthode.

Enfin M. Velpeau semble accorder, lui aussi, la préférence à notre méthode quand il dit : « L'ex-
» traction permet d'enlever sûrement et sans retour
» l'obstacle à la vision. Peu douloureuse, rarement
» suivie d'inflammation interne, elle n'expose à
» blesser ni les nerfs, ni les vaisseaux ciliaires,

» laisse intact tout l'intérieur de l'œil, la rétine, la
» choroïde, le cercle ciliaire, etc.(1).» Mais comme
nous il reconnaît qu'il faut pour la pratiquer une
main plus sûre et plus exercée. Comment faire
accorder cette dernière réflexion avec les sorties
qu'il fait de temps à autres contre les spécialistes.
N'est-ce pas en effet l'avantage que présente le spécialiste, d'avoir acquis par l'habitude, une précision, une délicatesse plus parfaite que le chirurgien qui fait toutes les opérations. Il est évident
pour tous les hommes sensés, que le médecin qui
se voue spécialement à l'étude et à la pratique d'une
des nombreuses branches de la science doit nécessairement acquérir dans cette partie qu'il a adoptée
un degré de perfection beaucoup plus élevé, puisque la somme d'intelligence que la nature lui a
donnée se fixe sur un seul objet, au lieu de se ré-
partir sur plusieurs. Dire qu'il n'y a que les hommes médiocres qui se livrent à une spécialité est
une absurdité à laquelle nous répondrons par cette
parole de Bichat : « L'universalité des connais-
» sances dans le même individu est une chimère;
» elle répugne aux lois de l'organisation, et si
» l'histoire nous offre quelques génies extraordi-
» naires jetant un éclat égal dans plusieurs scien-

---

(1) Velpeau ; *Manuel des maladies des yeux*, p. 421.

» ces, ce sont autant d'exceptions à ces lois. Qui
» sommes-nous, pour oser poursuivre sur plu-
» sieurs points la perfection, qui le plus souvent
» nous échappe sur un seul (1)? » Un spécialiste dis-
tingué est beaucoup plus utile à l'humanité qu'un
encyclopédiste obscur et superficiel, quoiqu'en
dise M. Velpeau, et il nous serait bien facile de lui
prouver que, sans qu'il s'en doute, lui aussi est un
spécialiste; et s'il voulait s'en défendre, c'est alors
qu'il reconnaîtrait que ses profondes études ne lui
ont cependant pas donné, au même degré, les
connaissances générales et complètes qu'il semble
vouloir exiger des autres. Il est peu généreux,
lorsqu'on est au faîte des honneurs, lorsqu'on est
comblé de titres, de se livrer à des attaques bru-
tales contre des confrères moins haut placés par la
fortune; mais qui, au bout du compte, peuvent,
dans la ligne qu'ils se sont tracée, rendre autant de
services à la science et à l'humanité que professeurs
et académiciens. Revenons à notre sujet d'où cette
digression nous a un moment écartés.

En concluant, nous disons que l'opération par
extraction a de tout temps donné plus d'heureux résultats entre les mains des ophtalmologistes les plus
distingués. Or, que répondre à des faits quand ils

---

(1) Bichat ; *de la Vie et de la Mort*, p. 215.

sont véridiques et innombrables? tous les raison-
nements, quelqu'ingénieux qu'ils soient peuvent-ils
les affaiblir? Non, tout raisonnement tant logique
soit-il, s'évanouit et tombe devant un fait bien observé. « Les faits sont brutaux, a dit dans son
» style énergique, un chef de secte, et toute vé-
» rité appuyée sur eux ne peut être mise en doute.
» Rien ne peut détruire quelque chose de positif,
» un fait, a dit un autre philosophe; on ne saurait
» lui opposer de fait positif, et toutes les objections
» sont purement négatives (1).

Examinons maintenant avec quelques détails
les inconvénients reprochés à l'extraction par ceux
qui lui préfèrent l'abaissement, et faisons voir que
les accidents ont été grossis, exagérés par la prévention, et que souvent ceux qui surviennent doivent être attribués, non à la méthode opératoire
en elle-même, mais bien à la maladresse de ceux
qui la mettent en pratique.

Afin qu'on soit plus à même de comprendre
l'appréciation impartiale que nous allons en faire,
disons avant quelques mots du manuel chirurgi-
cal mis en œuvre pour l'extraction. De cette manière on saisira avec plus de facilité la valeur réelle
des accidents que nous voulons étudier.

____

(1) Lavater ; p. 57.

L'opération , telle que je la pratique ordinairement (méthode de Wenzel), se. compose de trois
temps bien distincts , ainsi divisés :

1er temps , — section de la cornée ;

2e temps , — ouverture de la cristalloïde antérieure ;

3e temps , — extraction du cristallin.

Il reste un quatrième temps, qui consiste à ouvrir la cristalloïde postérieure , et que je regarde
comme le complément indispensable de l'extraction ; c'est ce procédé que , le premier, j'ai introduit dans l'opération , et dont je ferai connaître tout-à-l'heure le but et les avantages. Du reste,
ce procédé opératoire a fait l'objet d'un mémoire
que j'ai présenté à l'Académie royale de médecine
dès l'année 1826. Nous y reviendrons à propos des
cataractes secondaires.

Je ne saurais trop recommander aux chirurgiens
de mettre un temps d'arrêt même assez long entre
les trois premiers temps de l'opération. A quoi bon
se presser, puisqu'il n'y a pas de douleur. Ne vaut-
il pas mieux laisser reposer l'opéré , causer un
moment avec lui , et laisser se dissiper l'émotion
inséparable de toute opération de ce genre. Ai-je
besoin de dire aussi qu'il est peu rationnel de se
livrer à certains tours de mains téméraires,
plutôt dignes d'un prestidigitateur que d'un chirurgien , tel que celui qui consiste à ouvrir d'un

seul coup de bistouri la cornée et la capsule, comme le conseille Forlenze. C'est surtout dans une opération aussi délicate que celle dont nous nous occupons ici, que le chirurgien doit toujours avoir présent à l'esprit que la première condition de réussite consiste à ne jamais s'écarter des règles de la prudence. La témérité ici ne me paraît pas excusable.

Examinons maintenant les reproches qu'on fait à cette méthode operatoire et les accidents qu'elle peut amener dans son application.

On en reconnaît de deux espèces : les uns peuvent survenir pendant l'opération, les autres après elle.

Sous le premier chef, Carron du Villard range : 1° l'ouverture incomplète, irrégulière ou trop grande de la cornée; 2° les blessures de la sclérotique et de la conjonctive ; 3° la blessure de l'angle interne de l'œil, de la caroncule et du sac lacrymal; 4° la sortie prématurée de l'humeur aqueuse ; 5° la blessure de l'iris, son décollement ou sa hernie ; 6° la sortie prématurée du cristallin à la suite de l'humeur aqueuse ; 7° la rupture de l'instrument dans les lames de la cornée ; 8° l'iridospasme ; 9° l'hémorrhagie ; 10° les mouvements convulsifs de l'œil ; 11° la fuite du cristallin dans le corps vitré ; 12° l'introduction de l'air dans l'œil ; 13° le plissement de la cornée, qui se retourne sur elle-même.

Prenons ces accidents un à un, et donnons à chacun la valeur qu'il mérite.

Ouverture incomplète de la cornée. — L'ouverture de la cornée est incomplète toutes les fois qu'elle ne présente pas les dimensions voulues pour que l'extraction du cristallin puisse s'effectuer avec facilité.

La section de la cornée dans l'opération par extraction est le temps le plus important; car de ce premier point de départ dépend ordinairement toute la facilité de la manœuvre opératoire consécutive. Si la cornée est bien coupée circulairement et tout près de sa jonction avec la sclérotique; si la section est large, régulière, et intéresse à peu près la moitié de la circonférence qu'elle forme, la sortie du cristallin se fera sans obstacle et sans que l'opérateur ait besoin d'exercer de fortes pressions sur le globe de l'œil, manœuvres dangereuses qu'il faut toujours éviter autant qu'on le peut.

J'établis en fait que la plupart des complications ou des accidents qui surviennent pendant le cours de l'opération tiennent le plus souvent à ce que le premier temps a été mal exécuté et à ce que la section de la cornée est trop étroite, ou faite trop haut. L'opérateur prudent devra donc, avant de passer au deuxième temps, bien s'assurer de la grandeur de son incision ; c'est un point essentiel et sur lequel on ne saurait trop insister.

On conçoit, du reste, que l'incision doit intéresser une plus ou moins grande portion de la circonférence de la cornée, suivant que cette membrane de l'œil présente une surface plus ou moins étendue ; ainsi, tandis que chez certains sujets dont la cornée est large, saillante, on aura une ouverture suffisante, en comprenant dans la section moins de la moitié de la circonférence cornéenne. Il en est d'autres, au contraire, chez lesquels cette membrane est si étroite, si resserrée, qu'il faut, pour que la cataracte puisse être extraite sans rencontrer d'obstacle, intéresser dans sa section la moitié au moins de cette circonférence. On ne peut donc à cet égard établir de règle fixe ; c'est à l'opérateur à savoir diriger son instrument suivant les cas qui s'offrent à son observation.

Il se présente quelquefois des circonstances dans lesquelles on est forcé de faire une section incomplète de la cornée : quand, par exemple, l'humeur aqueuse qui remplit la chambre antérieure s'évacue avant qu'on ait terminé la section. L'iris alors ne se trouvant plus retenu en place par son soutien ordinaire, se précipite en avant, remplit la première chambre de l'œil, et vient présenter ses fibres sous le tranchant de l'instrument. Si, le cas échéant, on ne peut, sans s'exposer à couper l'iris, arriver au point opposé pour faire la contre-ponction , il est plus prudent de retirer son kéra-totôme , ou de faire sa contreponction plus près qu'on ne devrait la faire ; on en est quitte pour faire la section en deux fois. Au reste, l'humeur aqueuse s'évacue rarement avant la fin de la sec-tion , quand l'opérateur , sitôt que la lame du couteau a pénétré dans la chambre antérieure , traverse vivement et sans secousse l'espace qui le sépare du point où il veut contre-ponctionner la cornée. Cet accident arrive le plus souvent à des opérateurs timides , qui, par crainte ou par man-que d'habitude , ne marchent pas hardiment dans la chambre antérieure, et saccadent leur section ; mais entre les mains d'un chirurgien adroit et habitué , il ne se montre pas une fois sur vingt opérations.

Quand on a une section incomplète, on est obligé d'agrandir l'ouverture , qui se trouve trop étroite , en prolongeant son incision. On a conseillé, pour cela faire, de se servir des ciseaux de Daviel ou de kératotômes mousses à leur extrémité. Je préfère les couteaux aux ciseaux , parce que ces derniers coupent en mâchant les tissus , et que les plaies qu'ils font, ont peu de tendance à se réunir par première intention. Leur emploi est aussi plus in-commode.

J'ai imaginé pour le cas dont je parle ici un

couteau particulier (1), mousse à son extrémité, et dont la lame à tranchant convexe correspond parfaitement avec la forme à donner à l'incision. On le glisse doucement entre la cornée et l'iris, en ayant soin de ménager ce dernier ; puis, lorsqu'on est arrivé au point où l'on a résolu de limiter son ouverture, on coupe la membrane en l'appuyant sur l'ongle du pouce qui tient l'œil fixé. En suivant cette pratique, on évite toute espèce d'accident, et l'on a le grand avantage de ne pas fatiguer l'œil.

En résumé, la section incomplète de la cornée ne peut être considérée que comme une complication de l'opération, et non comme un accident, puisque avec de la prudence et du sang-froid on y remédie sans aucun danger pour l'œil opéré. Tout ce qui en résulte dans quelques cas, c'est que la section n'est pas tout-à-fait aussi régulière qu'on pourrait le désirer. On en est donc quitte après la guérison pour avoir une cicatrice un peu moins linéaire que dans les cas ordinaires. Il n'y a rien là qui puisse compromettre le succès de l'opération.

Ouverture trop grande de la cornée. — Elle ne peut être attribuée qu'à une erreur ou à une ma-

____

(1) Voyez la planche.

ladresse de l'opérateur, qui n'a pas su guider son instrument avec sûreté et précision. Ajoutons qu'une section qui pourrait être trouvée trop grande par tel chirurgien ne le serait pas par tel autre. En effet, on n'est pas bien d'accord sur les dimensions à donner à l'ouverture de la cornée. Forlenze, auquel on ne peut refuser le droit de juger en pareille matière, veut qu'on intéresse dans la section les deux tiers de la membrane ; Wenzel, au contraire, dont nous suivons l'exemple, recommande de ne pas aller au-delà de la moitié tout au plus de cette circonférence. L'un et l'autre ont l'expérience pour eux. Lequel croire, et qu'en induire ? que ce n'est pas parce que l'ouverture de la cornée présentera un millimètre de plus, qu'elle peut être considérée comme trop grande.

Il peut résulter, disent certains praticiens, des conséquences dangereuses d'une section trop grande. Ainsi cette membrane peut perdre sa convexité, la cicatrisation de la plaie devenir par cela même difficile, et la cicatrice qui en est la suite être difforme. J'admets ces accidents dans le cas où, par maladresse, on aurait fait une ouverture beaucoup trop grande. Dans le cas contraire, je n'hésite pas à leur donner pour cause l'inflammation consécutive à l'opération.

Blessures de la conjonctive et de la sclérotique.—
Accidents sans importance par eux-mêmes, et qui
ne peuvent arriver qu'entre les mains d'opérateurs
novices ou inhabiles. C'est donc à tort qu'on les
rejette sur la méthode opératoire.

*Blessures de l'angle interne, de la caroncule
et du sac lacrymal.* Un chirurgien assez maladroit
pour blesser une de ces parties en faisant une opération de cataracte par extraction, devrait immédiatement saisir ses couteaux, les jeter loin de lui,
et ne jamais tenter une seconde opération. Ces parties ne sont pas plus exposées à être lésées dans
l'extraction que ne l'est l'œil dans l'opération de
la fistule lacrymale.

Sortie prématurée de l'humeur aqueuse.—Nous
n'y reviendrons pas, puisque nous en avons parlé
à propos de la section de la cornée.

Sortie brusque et précipitée du cristallin. —
Au moment où l'opérateur achève la section de la
cornée, il arrive quelquefois que le cristallin
s'échappe brusquement à la suite du kératotôme,
chassé au dehors par les pressions exercées
sur le globe oculaire, aidées de la contraction
des muscles de l'œil. Cette circonstance qui, au
premier abord, paraît avantageuse, puisque l'opération se trouve terminée en un seul temps, peut
cependant offrir des dangers quand elle se présente. En effet, la sortie brusque du corps opaque

ne peut se faire sans être accompagnée du déchirement de ses enveloppes membraneuses. Or, les
cristalloïdes se trouvant ouvertes, le corps vitré
peut suivre le cristallin dans sa fuite, et une portion plus ou moins considérable de cette humeur
se répandre au dehors. De là des accidents consécutifs en rapport avec la quantité de corps vitré
évacuée.

Plusieurs causes peuvent donner naissance à cet
accident ; il peut être le résultat d'une section trop
brusque de la cornée. Il est des opérateurs, on le
sait, qui, après avoir fait la contre-ponction de cette
membrane, appuient avec force sur la lame de
l'instrument, pour faciliter la division des lames
cornéennes. Dans ce temps de la section, la cornée résiste quelquefois à l'action du kératotôme,
puis cède brusquement, et l'instrument, dans sa
sortie précipitée, imprime à l'œil une secousse bien
capable de provoquer l'accident dont je m'occupe
ici. Il est facile de l'éviter ; il suffit pour cela,
quand on sent que la cornée résiste, et que la terminaison de la section ne peut se faire sans effort,
de couper la membrane sur l'ongle du pouce
qui tient l'œil fixé. On donne ainsi un point d'appui solide à la lame du couteau, et toute secousse
devient par cela même impossible. Cette manière
de faire la section de la cornée sur l'ongle, est une
manœuvre que je mets en pratique dans la grande

majorité des cas. Aussi, puis-je assurer que jamais je ne suis exposé dans l'opération à voir le cristallin sortir brusquement de l'œil, après la section de la cornée.

Une autre cause peut produire le même effet; c'est la pression exercée sur l'œil pour le tenir fixé, par l'aide qui soulève la paupière supérieure. On conçoit qu'une pression peu mesurée, exercée sur la partie supérieure du globe de l'œil par le doigt, a pour effet immédiat d'imprimer aux humeurs qui remplissent l'organe, un mouvement d'expansion en avant et en bas; conditions qui, lorsque la cornée vient à être ouverte, ne peuvent que favoriser la sortie brusque du cristallin, le déchirement des cristalloïdes et l'évacuation du corps vitré. En effet, ces parties se trouvent forcément chassées au dehors par cette pression intempestive; mais on comprend de suite que le moyen d'éviter cette complication redoutable est bien simple à trouver. Dans cette occasion, c'est à l'aide lui-même à modifier peu à peu sa pression à mesure que l'opérateur chemine dans la cornée, de manière à ce que la contre-ponction faite, toute pression ait cessé. C'est à lui aussi à laisser retomber vivement la paupière qu'il tient relevée, au même moment où le kératotôme sort de l'œil. L'accident signalé ne peut plus dès-lors se montrer, puisque les humeurs de l'œil se trouvent retenues en place par la pression naturelle qu'exerce sur elles la paupière abaissée. C'est une des raisons entre mille qui doivent engager un opérateur prudent à se servir, pour l'opération de la cataracte, d'un aide habitué à ce genre d'opérations, qui les comprenne au moins s'il ne sait pas les faire lui-même, ce qui vaudrait infiniment mieux. C'est aussi une raison pour rejeter complètement l'emploi des ophthalmostats, instruments tout-à-fait inutiles, qu'on manie très difficilement, et qui compriment plus violemment, on le conçoit, qu'un doigt bien exercé.

En résumé, cet accident n'en est pas un ; car on peut aller au devant, et l'éviter avec de la prudence et un peu d'adresse.

Blessure de l'iris, son décollement et sa hernie.— L'iris peut être blessé dans plusieurs temps de l'opération. Dans le premier, quand la chambre antérieure se vide par l'évacuation de l'humeur aqueuse, et qu'il vient se précipiter sous la lame de l'instrument. Nous avons donné plus haut les moyens à employer pour éviter cet accident ou y remédier. Dans le second temps de l'opération, l'iris peut être lacéré, déchiré par l'aiguille dont on se sert pour aller déchirer la cristalloïde antérieure. Quoique cette lésion soit facile à éviter, quand on a la main sûre et qu'on est tant soit peu habitué à suivre les mouvements de l'œil, je vais

au devant, en employant pour ce temps de l'opération une aiguille mousse à son extrémité et peu
tranchante sur ses bords. La cristalloïde ne présente pas assez de résistance pour qu'il soit besoin
d'avoir un instrument bien acéré pour la déchirer.
La lésion de l'iris, dans la circonstance que nous
indiquons, est dans tous les cas si légère, qu'elle
ne présente par elle-même aucune gravité. Je dirai
plus, la section de cette membrane, quand elle n'a
pu être évitée dans le premier temps de l'opération,
et qu'il y a eu même perte de substance peu considérable, est loin d'offrir toute la gravité qu'on
s'est plu à lui assigner. Je sais que, pour mon
compte, je l'ai observée dans quelques cas, et
que jamais je ne l'ai vue suivie d'accidents inflammatoires plus violents qu'à l'ordinaire.

Observons maintenant que la blessure de l'iris
n'est pas un accident propre à l'extraction, il peut
arriver tout aussi bien dans l'opération par abaissement. Ajoutons qu'il est beaucoup plus facile de
l'éviter dans la première méthode que dans la seconde, puisque dans l'une toute la manœuvre opératoire se passe dans la première chambre de l'œil,
où l'on peut suivre aisément la marche de son instrument, et l'arrêter quand il s'égare; tandis
que dans l'autre, l'aiguille étant presque cons-
tamment hors de la vue de celui qui la conduit, il devient dès-lors impossible d'éviter les

fausses routes. On ne saurait trop le répéter, car c'est là un avantage immense, avantage qui seul suffirait pour qu'on dût préférer cette méthode à toute autre ; dans l'extraction, on voit, on palpe tout ce que l'on fait ; dans l'abaissement, on agit pour ainsi dire en aveugle, en tâtonnant, sans y voir. Or, qui ne comprend de suite que le point le plus important, quand on opère sur un organe comme l'œil, dont toutes les parties doivent être ménagées, et dont quelques unes doivent être respectées, c'est de pouvoir guider avec une précision, pour ainsi dire mathématique, les instruments qu'on emploie. Sans cette condition indispensable, il n'y a pas de sûreté possible ; c'est une loterie dont le hasard seul tire les bons numéros. Heureux ceux qui peuvent les saisir !

Décollement. — Le décollement de l'iris, dans un point quelconque de sa circonférence, est un accident grave, par l'hémorrhagie à laquelle il donne lieu, et par les suites qu'il peut avoir. Néanmoins il ne serait pas une cause certaine de non réussite, puisque quelques oculistes ont conseillé cette manœuvre pour établir une pupille artificielle, ce qui, soit dit en passant, est une méthode tout-à-fait défectueuse. Je n'ai jamais vu survenir cet accident pendant l'extraction ; cependant je comprends qu'il puisse, dans le troisième temps de l'opération, être la conséquence de pressions imprudentes et immodérées, exercées maladroitement sur le globe de l'œil pour amener la sortie du cristallin, qui refuse de s'engager dans l'ouverture pupillaire. L'iris se trouvant dans cette occasion comprimé violemment par le corps opaque, cède et se décolle; mais on conçoit qu'il y a là maladresse évidente de la part de l'opérateur, qui n'a pas su ménager la pression au degré de résistance que la membrane sur laquelle il dirige ses efforts est susceptible d'opposer, sans se rompre. Afin de se mettre en garde contre tout accident de cette nature, il faut, dans le troisième temps de l'extraction, qui est incontestablement le plus délicat, ne jamais se servir, pour comprimer l'œil, du manche de la curette, ou du kératotôme, ou de tout autre instrument analogue; c'est toujours avec l'aide seul des doigts qu'il faut extraire. En effet, le doigt perçoit au moyen du tact dont il est doué, la sensation de la résistance que fournit l'œil, mesure le degré de pression qu'il lui faut exercer, l'augmente ou le diminue suivant le cas, change et varie la direction imprimée aux humeurs de l'œil, selon la position que paraît prendre le cristallin. Ce sont là des avantages incontestables, et qu'on ne saurait obtenir en se servant du manche d'un instrument, qui rend la perception plus infidèle, le tact plus obtus, et qui présente en outre l'inconvénient de ne pouvoir être dirigé, vu sa forme, aussi facilement que les doigts. Quand on a extrait un assez grand nombre de cristallins de cette manière, le tact devient si fin, si délicat, qu'on devine de suite, et qu'on remédie immédiatement à la difficulté qui se présente. Il y a vingt ans que je ne me sers que des doigts pour l'extraction de la cataracte, et j'ai été assez heureux pour toujours éviter le décollement de l'iris.

Il est une complication qu'on rencontre assez fréquemment, et qui pourrait, si on n'y prenait garde, amener le décollement de l'iris, je veux parler des adhérences de la cataracte avec cette membrane. C'est principalement dans les cas de cataractes capsulaires, que ces adhérences se rencontrent; il arrive alors, quand on veut extraire ou abaisser le corps opaque, qu'il se trouve retenu et qu'il résiste aux efforts de l'opérateur. Supposez maintenant que la résistance opposée par l'iris, soit plus faible que celle opposée par l'adhérence, il en résultera que celui-ci cédera, se déchirera ou se décollera. Quand on s'aperçoit de cette complication, ce qui est facile, car on voit alors l'iris qui est entraîné par l'adhérence, et qui forme un petit cône rentrant, dont le sommet répond à la synechie, il faut bien ménager les pressions digitales, tenter de faire céder l'adhérence; mais si elle résiste trop, et qu'on craigne un accident, il ne faut pas hésiter, et aller détruire l'adhérence avec l'aiguille mousse, dont on se sert pour déchirer la cristalloïde antérieure. Il est rare cependant qu'on soit forcé d'en venir à cet expédient. Le décollement dans ce cas est plus à craindre dans l'abaissement, parce qu'on a l'habitude, sitôt la capsule antérieure déchirée, de culbuter brusquement le cristallin pour le plonger au dessous de la pupille. On comprend que s'il y a adhérence, le décollement puisse souvent être la suite de cette brusque dépression.

Si la capsule antérieure est opaque en même temps qu'adhérente par un de ses points avec l'iris, comme il est de règle de l'extraire avant le cristallin, on la saisit avec les pinces *ad hoc*, et à l'aide de légères tractions on parvient avec la plus grande facilité à détruire les adhérences; mais il n'en est plus de même si, dans ce cas, c'est l'abaissement qu'on a mis en œuvre. En effet, il est déjà très difficile, pour ne pas dire impossible, dans certains cas, d'éloigner la capsule opaque du centre de la pupille. Cette méthode doit donc être complètement rejetée par les praticiens consciencieux, dans les circonstances que je signale ici.

Somme toute, le décollement de l'iris peut être évité plus facilement dans l'extraction que dans l'abaissement.

Hernie de l'iris. — Quant à la hernie de l'iris pendant l'opération par extraction, c'est un accident sans importance, puisqu'il suffit ordinairement de légères frictions sur la paupière pour faire rentrer cette membrane en place. Si çe moyen ne réussit pas, on parvient toujours à réduire la hernie iridienne en employant la curette. L'iris a plus de propension à faire hernie quand la section est faite trop haute.

Rupture de l'instrument. — Cet accident peut arriver dans toute opération, où on emploie un instrument piquant, mais je ne comprends pas comment on a pu en faire un accident particulier à l'opération de la cataracte par extraction. En effet, si on compare entre eux les instruments dont on se sert pour l'abaissement et pour l'extraction, il sera facile de s'assurer que, sous le rapport du danger de la rupture, l'aiguille qu'on emploie pour la première méthode, présente des conditions beaucoup plus désavantageuses que le couteau dont on se sert pour la seconde. De plus, si la pointe du couteau se rompt dans la cornée, il est plus facile de l'arracher que d'aller chercher une pointe d'aiguille brisée entre les fibres de la sclérotique, recouverte par une muqueuse souple et mobile. Sous ce rapport encore, l'extraction a l'avantage.

Iridospasme. — On entend par cette dénomination, dit M. Carron du Villard, une contraction spasmodique de l'iris après la sortie de l'humeur aqueuse, contraction qui s'oppose à la sortie du cristallin. J'admets ce spasme de l'iris dans quelques cas, mais je ferai observer que ce n'est pas là une complication bien redoutable. En effet, dans une membrane telle que l'iris, la contraction n'est pas assez puissante pour résister longtemps aux efforts faits par le chirurgien pour faire sortir le cristallin. Je ne comprends donc pas comment certains opérateurs, Marc-Antoine Petit, entre autres, ont pu donner le conseil, dans des cas semblables, de fendre l'iris pour faciliter l'extraction du cristallin. C'est le cas de dire que le remède était pire que le mal. On a attribué, dans ces cas, au spasme de l'iris, des complications qui tiennent à une toute autre cause. L'ouverture trop étroite de la cornée, la section trop haute de cette membrane, voilà les vraies causes de la difficulté de l'extraction du cristallin. En veut-on la preuve, c'est qu'il suffit d'agrandir légèrement l'ouverture pour avoir le cristallin avec la plus grande facilité, et pour faire cesser comme par enchantement le prétendu iridospasme.

Hémorrhagie. — La blessure de la sclérotique, dans son point de jonction avec la cornée, la lésion de l'iris par l'aiguille ou par le kératotôme, le décollement de cette membrane, peuvent être des causes d'hémorrhagie. Dans les deux premiers cas, elle ne présente aucune gravité par elle-même; mais dans le troisième, la rupture des artères ciliaires qui fournissent des rameaux à l'iris, donnent lieu quelquefois à un épanchement de sang assez abondant, suivi d'accidents inflammatoires très graves, qui se compliquent encore de la lésion qui a produit l'hémorrhagie. J'ai eu lieu d'observer une fois ce genre d'hémorrhagie dans un cas désespéré, où j'avais voulu tenter, comme dernière ressource, d'établir une pupille artificielle par la méthode de décollement à l'aide de l'aiguille. Le trouble qui se manifesta dans l'œil à la suite de l'épanchement sanguin, m'empêcha de pouvoir continuer ma manœuvre opératoire, et m'enleva à tout jamais l'envie de recourir à un procédé aussi défectueux.

On a conseillé dans le cas où il y a épanchement de sang dans l'intérieur de l'œil, d'introduire un peu d'eau fraîche entre les lèvres de l'ouverture de la cornée, ou d'injecter le même liquide à l'aide d'une petite seringue (1). Ces moyens sont inutiles et peuvent entraîner des accidents graves après eux; on doit les proscrire de toute saine pratique. En effet, si l'épanchement de sang a lieu dans la chambre antérieure, il s'écoule de lui-même au dehors : s'il se fait dans la chambre postérieure, le moyen proposé ne peut en aucune manière y obvier.

---

(1) Forlenza.

La plupart des lésions qui amènent l'hémorrhagie, pouvant compliquer l'opération par abaissement, cet accident peut donc être considéré comme
commun aux deux méthodes opératoires.

J'ajouterai que l'hémorrhagie la plus grave,
c'est-à-dire celle qui se fait dans la chambre postérieure de l'œil, et qui, comme je l'ai dit plus haut,
est le résultat de la lésion des vaisseaux ciliaires, ne
peut survenir que très rarement lorsqu'on emploie
l'extraction, puisque , dans cette méthode opératoire, elle ne peut être la conséquence que du décollement de l'iris, accident que nous avons considéré comme impossible entre les mains d'un opérateur habile ; tandis que dans l'abaissement il n'en
est plus de même ; les vaisseaux ciliaires, causes de
l'hémorrhagie, doivent être lésés souvent par l'aiguille dans le premier temps de la manœuvre opératoire, sans qu'il soit même possible au chirurgien le plus adroit de l'éviter. C'est là un de ces accidents qui sont inhérents aux parties qu'il faut
traverser pour arriver jusqu'au cristallin cataracté.

L'hémorrhagie interne, dans l'abaissement, peut
encore avoir pour cause la piqûre de la choroïde,
membrane essentiellement vasculaire, et qu'il est
peu croyable qu'on puisse intéresser sans donner
lieu à une perte de sang plus ou moins considéra-
rable.

Mouvements convulsifs de l'œil. — C'est là une complication et non un accident, mais c'est une complication ennuyeuse quel que soit le procédé opératoire qu'on emploie. Dans un cas où les mouvements convulsifs étaient continuels, et se succédaient avec une rapidité qui eût empêché de faire l'opération, j'ai fait tenir l'œil fixé, pendant tout le manuel opératoire, par une érigne implantée dans la sclérotique, comme pour l'opération du strabisme. Ce moyen m'a parfaitement réussi.

Fuite du cristallin dans l'humeur vitrée. — Cet accident est excessivement rare; je crois plus prudent, quand il arrive, de laisser le cristallin abaissé, que d'aller le pêcher avec un crochet ou tout autre instrument. J'ai agi de cette manière la seule fois que j'ai eu cette complication à observer, et je m'en suis bien trouvé; cependant, si le cristallin, par la position qu'il aurait prise dans l'œil, pouvait léser une membrane importante, l'iris ou la rétine, par exemple, il ne faudrait pas hésiter, dans ce cas, à faire tous ses efforts pour le retirer, ou lui donner une position plus avantageuse, sous peine d'exposer l'œil à des chances d'inflammation presque certaines.

Introduction de l'air dans l'œil. — C'est ordinairement au moment où on soulève légèrement le lambeau de la cornée pour introduire l'aiguille qui doit aller déchirer la cristalloïde, que l'air s'introduit dans l'œil sous la forme d'une petite bulle grosse comme une petite tête d'épingle ; il faut, avant de passer outre, débarrasser l'œil de ce corps étranger. Dire qu'il ne faut pour cela qu'une légère friction sur la cornée, c'est prouver de la façon la plus évidente toute l'innocuité de cette complication.

Plissement de la cornée. — Chez certains individus dont la cornée est saillante, et dont la chambre antérieure est vaste, il arrive quelquefois qu'après la section, l'humeur aqueuse s'évacue complètement, et la cornée s'affaisse et se recoquille sur elle-même. « Il résulte de là, dit M. Maunoir (de
» Genève), que cette membrane reste affaissée et
» pliée sur elle-même ; il y a un creux au lieu
» d'une surface arrondie et convexe ; les lèvres de
» la plaie ne se trouvent plus alors en contact,
» l'humeur aqueuse s'écoule à mesure qu'elle est
» secretée. Il s'ensuit une inflammation considé-
» rable et la perte irrémédiable de l'œil (1). » Ce praticien propose pour obvier à cet accident, d'introduire dans la chambre antérieure de l'eau distillée chauffée au bain-marie, afin de remplir l'espace resté vide. Je suis bien loin d'approuver une semblable pratique, car j'ai vu de si fâcheux résul-

---

(1) MAUNOIR ; *Recherches sur la cataracte.*

tats de l'emploi de l'eau instillée dans l'œil, que je m'étonne qu'il y ait encore des praticiens qui osent proposer et conseiller ce moyen. Qui ne comprend en effet que l'eau injectée à l'intérieur de l'œil doit y faire l'effet d'un véritable corps étranger. Oserait-on avancer que l'eau distillée et chauffée à la température ordinaire du corps humain, présente les mêmes conditions de nature que l'humeur aqueuse? Mais ce serait là une de ces hérésies grossières que le bon sens seul réfute, et qu'il suffit de nommer pour les livrer au ridicule des praticiens sensés, des médecins physiologistes.

J'ai eu l'occasion d'observer plusieurs fois l'affaissement de la cornée dont il est ici question; mais pour moi cette complication n'en est pas une, parce que le déchirement de la cristalloïde postérieure, en amenant une légère évacuation de l'humeur contenue dans les premières cellules de l'hyaloïde, remédie de suite à cet accident. En effet, sitôt la capsule déchirée, la chambre antérieure se remplit et l'affaissement de la cornée disparaît. Voilà déjà une complication de l'opération par extraction, qui s'efface tout naturellement devant le procédé que j'ai imaginé et dont on reconnaîtra tout à l'heure avec moi les nombreux avantages.

Au reste je dois dire qu'avant d'avoir mis en

pratique le procédé dont je parle, j'avais eu l'occasion d'observer dans quelques cas cet affaissement de la cornée à la suite de l'évacuation de l'humeur aqueuse, et j'avais pu constater que cette complication ne durait qu'un moment ; car peu de temps après l'opération, la chambre antérieure de l'œil se trouvait remplie par une sécrétion nouvelle, et tout rentrait dans l'ordre. Je pourrais citer quelques opérations qui furent suivies du plus heureux succès, quoique cette complication se fût offerte à mon observation. Je crois donc que cet accident est sans valeur.

En résumé, on le voit par cet aperçu rapide, toutes les complications, tous les accidents qui peuvent survenir pendant l'opération par extraction, et dont certains auteurs se sont tant prévalus pour grossir et exagérer les dangers d'une méthode qu'ils ne savaient pas, ou qu'ils n'osaient pas pratiquer, s'évanouissent et tombent devant un examen pratique consciencieux, puisqu'il est bien établi qu'un opérateur habile peut les éviter dans la grande majorité des cas, ou remédier de suite aux complications rares dont il n'a pu se garantir. Or, un accident n'en est pour ainsi dire plus un, du moment qu'on a en main le moyen sûr d'y porter remède sitôt qu'il se présente.

De plus, il est reconnu que les accidents qui sont communs aux deux méthodes opératoires, sont plus facilement et plus sûrement évitables quand on emploie l'extraction. Boyer est complètement de notre avis sur ce point, puisqu'il fait observer : « que les accidents communs aux deux méthodes » sont plus graves dans l'abaissement que dans » l'extraction; que la plupart des reproches qu'on » a faits à la méthode de l'extraction retombent sur » l'opérateur, tandis que ceux qu'on met sur le » compte de l'abaissement sont indépendants de » l'habileté du chirurgien, et sont véritablement » inhérents à la méthode elle-même. Ainsi la pi- » qûre d'un nerf, d'un vaisseau, la pression du » cristallin sur la rétine, la déchirure même de l'iris » lorsque cette membrane est adhérente à la cap- » sule, sont des accidents que l'opérateur, quel- » qu'habile qu'il soit, n'est jamais sûr d'éviter; au » lieu que dans l'extraction, la direction vicieuse » de l'incision de la cornée, la blessure de l'iris, et, » jusqu'à un certain point, la formation du staphy- » tôme et l'écoulement du corps vitré, peuvent » être évités ou prévus par un chirurgien expéri- » menté (1). » Ainsi, nous ne saurions trop le ré-péter, parce que c'est là un de ces faits incontesta-bles, le grand avantage de l'extraction, c'est d'of-frir plus de sûreté, plus de précision dans le ma-

---

(1) BOYER ; *Maladies chirurgicales*, page 439, tome 5.

nuel opératoire; ce sont là deux qualités essentielles qui feront que cette méthode bien exécutée s'élèvera toujours, et en tout temps, au dessus de toutes les autres méthodes opératoires.

Arrivons maintenant aux accidents qui peuvent suivre les opérations de cataracte, quel que soit le procédé qu'on ait mis en pratique; nous trouverons là les raisons majeures qui doivent faire préférer généralement l'extraction à l'abaissement, et nous aurons examiné la question sous tous ces différents points de vue.

ACCIDENTS CONSÉCUTIFS.

Inflammation. — De tous les accidents qui peuvent être amenés par l'opération de la cataracte, le plus redoutable, le plus malheureux, c'est, on ne saurait le nier, l'inflammation. Du développement de la phlegmasie consécutive dépend en effet tout le succès de l'opération pratiquée, puisqu'il est reconnu aujourd'hui que la majeure partie des complications qui viennent nuire à la réussite, prennent naissance dans la manifestation de l'état inflammatoire. Cela est si vrai que, pour moi, je n'hésiterais pas à poser comme axiôme la proposition suivante : toute opération de cataracte exempte de symptômes phleg-

masiques consécutifs, doit toujours et nécessairement être suivie d'un complet succès. Il est bien
entendu que je ne parle ici que des opérations faites par la méthode de l'extraction, ayant été à
même d'observer souvent que l'abaissement pouvait être suivi d'amaurose sans qu'il fût survenu
d'inflammation. Je dirai plus loin quelles sont les
causes qui, dans cette circonstance, déterminent
l'affaiblissement et la paralysie de l'œil opéré;
mais, je le répète, l'inflammation seule provoque
cette longue série de complications fâcheuses qui
conduisent souvent à une terminaison malheu-
reuse, à un résultat négatif. C'est à elle qu'il faut
attribuer le gonflement des paupières et des tissus
sous-jacents, l'iritis, le développement des fausses
membranes dans la chambre postérieure, l'obs-
truction partielle ou l'atrésie complète de la pupille, la formation des cataractes secondaires, la
suppuration du lambeau de la cornée, les cicatrices
vicieuses, le phlegmon oculaire, et la fonte purulente du globe.

On comprend dès-lors que si tout le danger de
l'opération de la cataracte repose dans la phlegmasie qui peut se manifester après elle, de toutes les
méthodes opératoires, celle-là sera la meilleure et
la plus sûre, qui exposera l'œil à des chances inflammatoires moins nombreuses et moins graves.
La solution du problême suivant : l'inflammation

est-elle plus à craindre après l'extraction qu'après l'abaissement? est donc de la plus haute importance pratique. Examinons donc cette question avec quelque attention. Nous arriverons facilement à la solution que nous cherchons, en passant en revue les différentes parties de l'œil qui sont atteintes dans l'une ou l'autre méthode, et en réfléchissant à la gravité plus ou moins grande de ces lésions diverses.

Dans l'extraction simple, c'est-à-dire exempte de toute complication, une seule membrane est lésée, c'est la cornée transparente. Tout se borne donc à l'incision nette et régulière d'un des tissus de l'œil, qui peuvent être atteints par une cause traumatique avec le moins de périls pour l'organe. C'est là évidemment un grand avantage, personne ne peut le contester.

Dans l'abaissement au contraire, pour arriver au cristallin cataracté, il faut nécessairement traverser avec l'aiguille, la conjonctive, la sclérotique, la choroïde, la rétine, en un mot, toutes les membranes les plus importantes de l'œil. De plus, pour déplacer la cataracte et l'abaisser au dessous de la pupille, on est obligé de désorganiser une plus ou moins grande partie de l'hyaloïde et du corps vitré; bien heureux encore quand on n'atteint pas dans cette manœuvre quelques filets nerveux, ou quelques rayons des procès ciliaires, et quand on

n'amène pas la déchirure de la choroïde ou le décollement de la rétine, parties qui peuvent être lésées, soit par l'aiguille, soit par le corps opaque,
et cela, sans que l'opérateur s'en aperçoive.

Dans l'extraction, la plus grande partie de la
manœuvre opératoire se passe dans la chambre
antérieure; dans l'abaissement, tout le manuel
s'effectue dans les profondeurs de l'humeur vitrée.

Or, qui ne voit de suite par ce rapide aperçu,
que la seconde méthode doit exposer l'œil a beaucoup plus de chances inflammatoires que la première! quel est le praticien en effet qui se lèverait
pour soutenir que la lésion de la cornée, membrane d'une sensibilité très obtuse, d'une vascularisation peu développée, deux conditions anatomiques qui excluent presque la possibilité d'une
phlegmasie, soit aussi grave, et offre autant de
dangers sous ce point de vue, que la lésion de la
choroïde et de la rétine, membranes qui présentent au plus haut degré les conditions de sensibilité
et de vascularisation, puisque l'une est une expansion nerveuse, et l'autre un tissu inextricable de
vaisseaux; il doit, dès-lors, être évident pour tout
médecin exempt de préventions, que sous le rapport de la gravité et de la multiplicité des chances
inflammatoires, il n'y a aucune comparaison à établir entre ces diverses lésions. Oserait-on objecter
que la ponction faite avec l'aiguille est une piqûre

légère, et conséquemment de peu d'importance ?
Mais est-il un médecin qui ignore que l'altération
la plus légère de la rétine peut être suivie des conséquences les plus graves sous le rapport de la
vision, et que la blessure de la choroïde provoque
toujours une hémorrhagie plus ou moins considérable, comme je l'ai dit plus haut? Qui ne
sait aussi que les blessures par instrument piquant sont plus dangereuses et plus souvent suivies d'étranglement des parties, que celles par instrument tranchant? C'est là un des grands défauts
de la méthode opératoire, que de léser certaines
membranes de l'œil qu'on évite par l'autre procédé. Mais il est un autre vice, plus grave peut-
être, c'est de désorganiser les humeurs profondes
de l'œil; voilà la manœuvre qui doit prédisposer
aux phlegmasies consécutives.

En résumé, dans l'extraction, tout se borne à
une lésion traumatique intéressant la moins sensi-
ble des membranes de l'œil; dans l'abaissement, les
membranes les plus importantes sont blessées, les
humeurs désorganisées. N'est-il pas rationnel de
croire alors que les chances dinflammation doivent être beaucoup plus à redouter après la seconde
méthode qu'après la première?

Au reste, cette opinion est celle de la plus grande
partie des opérateurs, et a été formulée ainsi qu'il
suit par une des sommités chirurgicales du siè-

cle. « Dans le premier cas (l'extraction), on incise
» une membrane dans laquelle l'anatomie ne
» découvre aucun nerf, aucun vaisseau (1); ces
» circonstances, jointes à l'écoulement d'une par-
» tie des humeurs de l'œil, ne permettent point
» de craindre une inflammation violente, et l'ex-
» périence de tous les praticiens a confirmé ce rai-
» sonnement. Dans l'opération par abaissement,
» la piqûre de la choroïde et de la rétine, mem-
» branes dont l'une est essentiellement vascu-
» laire, et l'autre tout-à-fait nerveuse, le déchire-
» ment du corps vitré, l'état de replétion de l'œil,
» que le moindre épanchement sanguin doit né-
» cessairement augmenter, sont autant de causes
» qui peuvent déterminer l'inflammation, ou ren-
» dre cette inflammation plus grave lorsqu'elle
» est déjà développée. Nous n'avons point parlé
» de la déchirure de la capsule cristalline, parce
» qu'elle a lieu également dans l'une et l'autre mé-
» thode. Finissons par conclure qu'en général l'in-
» flammation de l'œil est moins fréquente et moins
» grave dans l'opération par extraction, que dans
» celle par abaissement (2). » C'est là aussi l'opinion de Wenzel, de Forlenza, de Mackenzie, et de

---

(1) On reconnaît aujourd'hui des vaisseaux dans la cornée.
(2) Boyer ; *Maladies chirurgicales*, page 440, tome V.

tous les oculistes qui ont fait de l'extraction leur méthode ordinaire, et qui, par conséquent, ont pu arriver à un certain degré de perfection dans la manœuvre qu'elle réclame.

Si nous étudions maintenant l'inflammation consécutive au point de vue des symptômes qu'elle fait naître et développer dans l'organe qu'elle envahit, nous reconnaîtrons de suite que sa marche, ses phases, sa terminaison, son but, diffèrent essentiellement suivant le mode opératoire employé ; nous prouverons d'une manière incontestable que chaque méthode produit un type d'inflammation qui lui est propre, qui lui est inhérent, type qui diffère dans son mode de développement et dans son essentialité, parce qu'il est la conséquence de la lésion intra-oculaire qui, on le sait, est complètement différente dans l'extraction et dans l'abaissement. Si le mode inflammatoire ne se ressemble pas après les deux méthodes opératoires, c'est précisément parce que les membranes de l'œil, qui sont atteintes pendant la manœuvre, ne sont pas de même nature, ne se trouvent pas dans les mêmes conditions anatomiques : c'est enfin parce que les causes qui déterminent et entretiennent la phlegmasie sont tout-à-fait opposées. Cette question, ainsi posée, est d'une grande importance, quoiqu'elle semble avoir été délaissée, oubliée par les auteurs qui ont écrit sur la matière. On comprend pourtant qu'elle est d'une haute valeur pratique dans la solution définitive du problême que nous étudions en ce moment, et dont elle va éclairer la dernière face.

La phlegmasie doit-elle arriver après une opération par extraction ? elle ne se fait pas attendre longtemps. Ordinairement c'est le jour même, ou au plus tard le lendemain de l'opération, que ses premiers symptômes se déclarent. Sa période d'incubation ne dure pas plus de vingt-quatre heures. Si dans quelques cas elle s'écarte de cette règle, c'est qu'elle est la conséquence d'un accident, comme un coup sur l'œil, une pression du bandeau, une imprudence diététique du malade. Sa période de développement suit dans la pluralité des cas la marche suivante. Ce sont d'abord des douleurs vagues, et néanmoins presque continues, accompagnées souvent d'une sensation de pesanteur, de tension de l'organe opéré ; ou bien c'est une douleur susorbitaire aiguë, vive, lancinante, ou encore une cuisson douloureuse qui paraît située à la partie antérieure du globe, entre lui et la partie interne de la paupière, cuisson qui procure à l'opéré la sensation que donnent des grains de sable entrés par hasard dans l'œil, comme on le dit vulgairement ; ailleurs, ce sont des lancées violentes qui se succèdent à des intervalles plus ou moins rapprochés, et qui semblent traverser l'œil de part

en part : quelquefois c'est une sensation de cha-
leur générale de l'organe, accompagnée d'une sécrétion abondante de larmes brûlantes qui traver-
sent la charpie et les linges de l'appareil. Si on n'y
porte pas remède de suite, ces premiers symptômes augmentent avec une rapidité vraiment ef-
frayante, amènent bientôt le boursouflement de
la conjonctive oculaire et palpébrale, l'étranglement plus ou moins fort de la cornée, la tuméfac-
tion de la paupière supérieure dont le rebord est le
premier atteint; toutes ces parties s'injectent, prennent une teinte rouge, quelquefois violacée ; puis
les symptômes, devenant de plus en plus intenses,
l'inflammation ne tarde pas à gagner la cornée et
les membranes internes, la sécrétion des larmes se
change alors en une sécrétion purulente, qui vient
annoncer que la phlegmasie est arrivée à son *sum-
mum* d'intensité, et que la désorganisation de
l'œil est commencée. On ne doit plus dès-lors espérer d'obtenir la résolution de l'inflammation.
Arrivée à ce dernier période, elle n'est plus susceptible d'une terminaison heureuse.

On le voit par ce tableau rapidement esquissé,
l'inflammation qui succède à l'opération par
extraction est franchement aiguë, elle offre tous
les caractères d'une ophthalmie ordinaire. Il est
donc permis d'espérer qu'on pourra l'arrêter,
quand elle est prise à temps par un traitement an-

tiphlogistique énergique. C'est en effet ce qui arrive ordinairement quand on opère des sujets d'un tempérament sain, chez lesquels par conséquent la phlegmasie n'est pas rendue complexe par la réunion d'éléments morbides, particuliers à certaines affections diathésiques, comme un principe rhumatismal, goutteux ou scrofuleux. A l'aide des saignées générales et locales, des dérivatifs sur le tube intestinal, et d'une diète sévère, jointe à un repos absolu, on parvient ordinairement à modérer les symptômes inflammatoires, et tous les dangers qu'ils avaient fait craindre disparaissent avec eux ; mais il faut avoir soin d'agir promptement et énergiquement, sitôt que les premiers symptômes se manifestent, l'expectation dans cette circonstance pouvant être la cause des plus grands revers ; car il arrive un moment où la phlegmasie est arrivée à un point où elle ne peut plus être arrêtée. Il faut donc couper au devant des accidents.

Quand je redoute l'inflammation, j'emploie le traitement suivant, qui jusqu'à ce jour m'a parfaitement réussi. Sitôt que les douleurs arrivent, je fais une forte saignée du bras, proportionnée bien entendu à l'âge du malade, à son tempérament, et à la réaction générale que j'observe chez lui ; deux heures après cette première évacuation de sang, si les symptômes n'ont pas diminué, je fais immédiatement placer de seize à vingt sangsues aux mastoïdes, et le lendemain matin à jeûn, je fais prendre une bouteille d'eau de Sedlitz. Ce traitement énergique, aidé d'une diète sévère, suffit ordinairement pour faire disparaître les symptômes inflammatoires, et ramener le calme et l'espérance. Quelquefois la saignée seule amène le repos, et il n'est pas besoin de recourir aux autres moyens. Telle est l'inflammation après l'extraction.

Après l'abaissement, la phlegmasie étant d'une nature tout-à-fait différente, suit conséquemment une marche inverse. Ainsi elle ne se développe pas immédiatement après l'opération comme dans l'extraction. On remarque souvent que les quatre ou cinq premiers jours qui suivent la manœuvre opératoire se passent dans le calme le plus complet, dans le repos le plus absolu. C'est à peine si l'opéré accuse quelques douleurs rapides et passagères, c'est tout au plus si les membranes extérieures de l'œil s'injectent. Mais ce n'est là qu'un calme apparent, qu'un repos trompeur. Vers cette époque, en effet, l'inflammation, latente jusque là, ne tarde pas à se développer ; les premiers symptômes commencent à augmenter, les douleurs internes, d'abord fugitives et légères, deviennent de plus en plus intenses, surtout pendant la nuit, et les intervalles qui les séparent se rapprochent de plus en plus : l'injection vasculaire peu apparente au début, apparaît bientôt à la conjonctive, et surtout vers le cercle sclérotical. Ces vascularisations ne sont pas franches, actives, elles offrent une teinte violacée, qui dénote une congestion lente, passive. Alors aussi, la pupille se crispe et se resserre, l'iris commence à revêtir une teinte terne, grisâtre, les humeurs de la chambre postérieure se troublent et s'altèrent. Mais tous ces symptômes arrivent lentement, car la phlegmasie conserve toujours, à part quelques cas tout-à-fait exceptionnels, le mode subaigu. On peut dire qu'elle revêt le type chronique dès le début. Elle marche lentement, sourdement, sans désordres rapides, sans symptômes effrayants; malgré cela elle gagne tous les jours du terrain, jamais elle ne rétrograde. Quand vous voyez arriver cette espèce de phlegmasie, vous pouvez être assuré à l'avance que votre opération n'aura qu'un résultat négatif. C'est en vain qu'on emploie contre elle tous les moyens que l'art indique et met à notre disposition; rien ne peut l'arrêter, ni les antiphlogistiques les plus énergiques, ni les astringents, ni les caustiques, ni les calmants, ni les antispasmodiques les plus puissants. Elle dure ainsi des semaines, des mois entiers, toujours accompagnée de douleurs internes profondes, qui s'irradient dans tout le côté de la tête correspondant, et qui souvent amènent une névralgie très douloureuse, et très fatigante pour les malades. Puis peu à peu,

les parties profondes de l'œil subissent des altérations diverses; ainsi parfois la pupille se resserre
et finit par se fermer tout-à-fait; ou bien il se développe dans la chambre postérieure, une exsudation
plastique, une concrétion membraneuse, qui l'obli-
tère complètement; ailleurs, et c'est là le résultat
le plus fréquent, la rétine s'affaiblit peu à peu,
l'iris perd sa mobilité, et l'amaurose est le terme et
la fin de la phlegmasie. Ainsi d'une façon ou d'une
autre on arrive toujours au même but, qui est la
cécité la plus complète et la plus absolue.

En résumé, après l'extraction, l'inflammation
est en général franche, aiguë, traumatique, et susceptible, quand on l'attaque avec vigueur, d'être
arrêtée promptement par les moyens qu'on dirige
contre elle, sans qu'il en résulte de dangers pour
la vision. Après l'abaissement, elle est le plus souvent subaiguë, latente, chronique, résiste à tous
les traitements, et arrive toujours à la perte de la
vue.

D'où proviennent donc des différences aussi
tranchées dans les inflammations qui succèdent
aux opérations de cataractes? Nous l'avons déjà
dit plus haut, de la différence des tissus lésés par
l'instrument dans telle ou telle manœuvre opératoire. Mais est-ce là tout? et la lésion anatomique
peut-elle expliquer à elle seule la différence du
mode inflammatoire? non.... la cause de cette dif-

férence n'est pas toute là. Il en est une autre qui peut à bon droit être considérée comme la cause majeure principale, matérielle, et qui nous donne l'explication rationelle de la nature des accidents qui succèdent à l'opération par abaissement. Je veux parler de la position du cristallin dans l'œil, et de sa présence dans l'organe opéré.

Et bien, il faut le dire hautement, parce que c'est une de ces vérités pratiques que personne ne peut contester, la présence du cristallin au fond de l'œil est la cause de la nature de l'inflammation, et de tous les désordres qui en sont la suite. Il est évident, en effet, pour quiconque veut se donner la peine d'y réfléchir un moment, que le cristallin devient pour l'œil une cause d'irritation permanente et continuelle, du moment où on lui a donné une situation nouvelle et forcée, aux dépens de l'humeur vitrée, dont il a fallu nécessairement pour cela désorganiser une plus ou moins grande partie. Du moment en effet qu'il ne se trouve plus dans ses conditions naturelles et physiologiques, il doit produire dans l'œil le même effet qu'un corps étranger; et c'est parce qu'elle est le résultat de cette action désorganisatrice lente, mais continue, que la phlegmasie, qui en est la conséquence, présente cette nature sourde et chronique.

Admettez maintenant la circonstance qui n'est pas rare, où le cristallin est mal placé, appuie par une de ses faces ou un de ses rebords sur l'iris, ou sur les procès ciliaires, ou bien encore comprime la rétine, et vous vous rendrez raison de cette phleg-masie rebelle qui marche sans jamais rétrograder, par cette raison bien simple que les moyens qu'on dirige contre elle, ne sauraient atteindre et détruire la cause matérielle qui l'entretient et la nourrit pour ainsi dire; et vous comprendrez la cause de la transsudation de ces fausses membranes qui viennent obstruer la pupille; et vous vous expli-querez ces iritis chroniques qui mènent à l'atrésie complète de l'ouverture pupillaire; et vous aurez le dernier mot de ces ambliopies qui arrivent, après un laps de temps plus ou moins éloigné, à l'insen-sibilité complète de la rétine.

Admettons même le cas où le cristallin, bien placé dans l'humeur vitrée, ne presse sur aucune des membranes de l'œil, ce qui, soit dit en passant, est le plus souvent un pur effet du hasard, et ne dépend que fort peu de l'adresse et de l'habileté de l'opérateur. La présence de ce corps au milieu de cette humeur de l'œil, que nous savons être, non une simple masse gélatineuse, mais une partie par-faitement organisée, puisqu'elle reçoit des vais-seaux sanguins fournis par la même artère qui ali-mente la rétine, ne peut s'empêcher de rester là comme une cause permanente d'une irritation et d'une inflammation chroniques, qui doivent à la longue se terminer par la dissolution de l'humeur avec laquelle il est en contact, et l'amaurose. C'est en effet ce que nous observons tous les jours. Les individus opérés par cette méthode, peuvent quelque fois recouvrer momentanément la vue; puis, sous l'influence des causes précitées, et parfois sans symptômes d'inflammation bien caractérisés, la vision s'affaiblit, et les malheureux opérés, rappelés un moment à la lumière du jour, ne tardent pas à retomber bientôt dans des ténèbres éternelles.

Oui, nous ne craignons pas de le dire hautement, parce que l'expérience de vingt années nous en a fourni des preuves nombreuses et irrécusables, et que nous espérons que notre parole parviendra aux oreilles de nos confrères, pour les guider et les préserver de déceptions et d'erreurs, le principe sur lequel est fondé la méthode par abaissement est complètement faux, antirationnel, essentiellement mauvais. « On pourrait aussi bien, dit Mackensie,
» proposer de loger dans l'œil un corps entière-
» ment étranger, avec l'espoir qu'il ne surviendra
» ni irritation continue, ni désorganisation des tis-
» sus délicats avec lesquels il doit rester en contact,
» et que la fonction de l'œil ne sera point interrom-
» pue, que d'admettre qu'on peut enfoncer le cris-
» tallin dans l'humeur vitrée, et l'y laisser séjourner
» contre la rétine, avec conservation de l'état sain

» de l'œil et de la vision. Si j'assigne aux opéra-
» tions par déplacement (1) un rang aussi bas,
» c'est parce que l'inflammation chronique des
» tissus internes de l'œil, la dissolution du corps
» vitré et l'amaurose sont, je le crois, les résultats
» presque constants de la présence d'une cataracte,
» pour peu qu'elle soit volumineuse, qui reste non
» dissoute dans la situation où elle a été portée par
» l'abaissement ou la réclinaison (2). »

Mais on m'objectera sans doute que le cristallin placé par l'abaissement au fond des humeurs de l'œil, se trouve soumis immédiatement à l'activité de l'absorption, le liquide dans lequel il baigne agissant sur lui comme un menstrue dissolvant ; que conséquemment il doit en résulter, que sa présence au milieu de l'organe devient de jour en jour plus supportable, et que les désordres et les altérations qu'elle fait naître, doivent se dissiper peu a peu à mesure que sa dissolution arrive. Je n'ai nullement l'intention de vouloir nier ici ce phénomène physiologique; je l'accepte

---

(1) On réunit sous la dénomination générale de déplacement, les opérations par abaissement et par réclinaison, dont le principe est le même, et qui ne varient que sous le rapport de la position du cristallin, un peu plus en avant ou un peu plus en arrière de la chambre postérieure.

(2) MACKENSIE ; *Maladies des yeux*, page 574 et 575. 1844.

au contraire bien volontiers, puisqu'il m'a été prouvé dans un grand nombre de cas par des observations incontestables. Voici, en effet, ce que dit Scarpa à ce sujet : « Un fait non moins im-
» portant à connaître que les précédents, mais
» qui regarde plus particulièrement l'opération
» de la cataracte par dépression , c'est que le
» cristallin cataracté, retiré de l'axe visuel et en-
» foncé dans le corps vitré, diminue successive-
» ment de volume de la circonférence au centre,
» et finit par disparaître entièrement. Ce phéno-
» mène est certain, démontré par une longue
» suite d'observations faites par des hommes
» habiles et impartiaux (1). » Mais je demande-
rai seulement combien il faut de temps à peu près pour que l'absorption soit complètement achevée. Ici encore nous interrogeons les faits, et voici ce qu'ils disent ; Scarpa que nous venons de citer rapporte les trois observations suivantes :

« La première de ces observations, dit-il, a
» été faite sur un gentilhomme de Paris, âgé de
» soixante ans, qui mourut précisément un an
» après avoir subi l'opération de la cataracte par
» dépression à l'œil droit ; la seconde sur une

______

(1) SCARPA ; *Maladies des yeux*, traduction de Fournier et Bégin.

» dame de quarante ans, qui mourut trois ans après
» qu'on lui eut abaissé le cristallin ; et la troisième
» sur un homme de cinquante-sept ans, qui cessa
» de vivre environ trois ans et demie après avoir
» supporté la même opération.

« Chez le premier de ces trois sujet, j'ai trouvé
» le cristallin profondément enfoncé dans le
» corps vitré, et réduit à peu près à un tiers de
» sa grandeur naturelle ; et dans les deux autres, de
» tout le cristallin enfoncé dans le corps vitré,
» sous l'axe visuel, il ne restait à bien dire que le
» noyau un peu plus gros que la tête d'une épin-
» gle ordinaire (1). » Ainsi dans ces trois cas, en
admettant l'absorption complète, il faut compter
sur quatre années au moins. D'un autre côté, Beer,
Hilmer, le docteur Emden, disent avoir souvent
rencontré à la dissection, des cataractes logées
dans l'humeur vitrée, et qui, après plusieurs années étaient encore fermes, denses, seulement un
peu contractées, le cristallin n'offrant que de bien
faibles indices de dissolution. Pour mon propre
compte, j'ai eu l'occasion d'observer une vingtaine
de fois au moins, des cristallins cataractés qui,
après trois, quatre et même six ans d'opération,
paraissaient presque aussi volumineux que dans

---

(1) SCARPA ; *loco citato.*

leur état naturel. Cela n'est pas étonnant, et s'explique facilement, quand on réfléchit que les opérations de la cataracte se font ordinairement sur des sujets déjà avancés en âge, chez lesquels, par conséquent l'activité de la fonction de l'absorption est très faible, et doit avoir peu d'action sur les cristallins, pour peu qu'ils soient durs et volumineux. Je ferai observer aussi, que le travail d'absorption doit être considérablement diminué, sinon arrêté tout à fait, pendant l'état inflammatoire des parties, et de plus, qu'il ne peut avoir d'action sur le cristallin, quand celui-ci a été abaissé avec ses enveloppes membraneuses, et que celles-ci ont conservé quelques adhérences.

Que concluons-nous de là ? Que l'absorption du cristallin, en admettant même les conditions les plus favorables pour son accomplissement, se fait toujours avec beaucoup de lenteur ; que ce n'est jamais qu'après de longues années qu'elle est complète; que les phénomènes inflammatoires suspendent et interrompent ce travail physiologique; et que par conséquent l'absorption ne peut, en aucune manière, amener de changements favorables dans la phlegmasie; qu'en supposant même que l'absorption continuât pendant l'état inflammatoire, il n'en resterait pas moins vrai, que les désordres que celui-ci provoque, seraient développés et arrivés

à leur terme avant que celle-ci ne fût complètement terminée.

L'objection tirée de l'absorption tombe donc
devant les faits bien observés, et ne peut en aucune façon détruire l'opinion que nous avons
émise plus haut, et que nous formulons de
nouveau en disant :

L'opération par la méthode de l'abaissement
pêche par son principe, manque par sa base; elle
ne présente aucune sûreté, ni pour l'opérateur, ni
pour l'opéré, puisque ses résultats sont toujours
incertains.

L'extraction, sous ce rapport, offre aux opérés
un avantage immense, et que tout le monde ap-
préciera, c'est que la vision, une fois rétablie par
cette opération, ne court plus le danger de s'affaiblir et de se perdre par une amaurose consécutive;
et l'opéré peut toujours espérer de conserver sa vue
jusqu'à la fin de sa carrière.

Disons deux mots maintenant de deux accidents
particuliers à l'abaissement, et qui sont loin de
plaider en faveur de cette méthode. Je veux parler des vomissements et de la réascension du cristallin.

Vomissements. — Cet accident, quoiqu'en aient
dit quelques partisans de l'abaissement, qui ont
cherché à en faire un accident commun aux deux
méthodes, n'en est pas moins particulier à cette

opération. On me permettra, je pense, d'émettre une opinion aussi tranchée, et qui se trouve en contradiction avec celle de plusieurs auteurs, quand on saura que j'ai fait quelques milliers d'extractions depuis vingt ans, et que jamais je n'ai vu survenir de vomissements à leur suite; je suis dès-lors bien en droit de conclure que l'extraction n'est jamais accompagnée de cette complication. Au reste, cette opinion est celle de beaucoup d'auteurs, de Wenzel, d'Heister et autres (1).

Les vomissements qui succèdent à l'abaissement se montrent ordinairement quelques heures après l'opération. Ils continuent parfois avec une violence et une obstination bien fatiguante pour les opérés, et cela pendant deux ou trois jours. Ils sont accompagnés de violentes douleurs de tête, d'un état d'agitation générale, et d'un abattement très prononcé. On comprend de suite toute la gravité d'un accident de cette nature, après une opération qui réclame une tranquillité parfaite, un repos absolu. De plus, l'impulsion violente du sang vers la tête pendant les efforts que le malade fait pour vomir, détermine dans l'organe opéré une congestion sanguine, capable de déterminer des accidents inflammatoirs intenses. Le vomissement, dans

---

(1) Heister ; *Instr. chir.*, *pars* I, *sectio* II, *cap.* 55. 1750.

celte circonstance, doit donc être regardé comme une complication grave et fâcheuse, qui peut à elle seule comprometltre tout le succès de l'opération; car, outre la phlegmasie dont il peut devenir la cause déterminante, il provoque souvent aussi la réascension du cristallin, et il faut alors revenir à une seconde opération. Je me suis assuré par des calculs que le vomissement arrivait une fois à peu près sur cinq opérations. On a cherché à l'expliquer par la blessure des nerfs ciliaires ou de la rétine (1). La seconde explication me paraîtrait plus acceptable que la première; au reste, elle n'est pas d'une grande importance, puisqu'elle ne fournit pas le moyen d'éviter la lésion.

Réascension du cristallin. C'est là un des accidents les plus communs après les opérations par abaissement. Il peut arriver à une époque quelconque après l'opération, mais c'est ordinairement pendant la première quinzaine. Emden a vu un cristallin remonter après six mois; Beer en a vu un se replacer après trente ans d'abaissement, à la suite d'une chute sur la tête. La réascencion du cristallin est si fréquente, dit Mackensie, qu'elle a fait considérer les opérations par déplacement

----

(1) WARNER; page 107. 1775.

comme de simples palliatifs (1). Elle peut se répéter plusieurs fois de suite ; ainsi on a vu des opérateurs être obligés de revenir jusqu'à six et sept fois à l'opération sans pouvoir maintenir le cristallin abaissé. Une commotion de la tête, un mouvement même léger des paupières et des muscles de l'œil, suffit quelquefois pour produire cet accident. Dans le cas où le corps vitré, ne présente pas toute sa densité normale, le cristallin abaissé se trouvant plongé dans un milieu plus liquide qu'à l'ordinaire, reste difficilement en place, et suit les oscillations de l'humeur dans laquelle il baigne. Cet accident peut tenir encore à ce que la lentille reste suspendue à quelques fragments des procès ciliaires, ou de ses accompagnements, ou bien encore à l'élasticité des cellules du corps vitré produisant suivant l'expression d'Adams, l'effet d'un ressort.

Quelle que soit la cause qui la détermine, la réascencion du cristallin est un fait grave, beaucoup plus grave que veulent bien le dire les prôneurs de la méthode par déplacement. Car, avec la meilleure volonté du monde, on ne peut admettre qu'on puisse impunément soumettre un organe aussi délicat, aussi facilement altérable que l'œil,

---

(1) MACKENSIE ; *Traité des maladies des yeux*, page 542.

à des opérations répétées. C'est folie que d'oser soutenir qu'à la seconde opération l'organe déjà fatigué par un premier essai, présente des chances aussi certaines de réussite. Peut-on croire, en effet, qu'on puisse, en toute sécurité, plonger à plusieurs reprises un instrument dans le milieu de l'œil, léser ses membranes les plus importantes, sans qu'il y ait à redouter d'altération dans la fonction qu'il est appelé à remplir ; quand on voit, tous les jours, des lésions beaucoup moins graves, entraîner des accidents très compromettants pour la vision ; ajoutez à cela, la déception affreuse éprouvée par l'opéré, qui reconnaît qu'une première tentative a échoué complètement, et dites-moi franchement, si ce sont là des conditions favorables à une nouvelle opération.

Terminons maintenant par une preuve numérique qui, à elle seule, va fournir la valeur réelle des deux méthodes opératoires, parce qu'aucun raisonnement, aucune objection, ne peut l'affaiblir ni la renverser. En 1843, j'ai pratiqué 98 opérations de cataracte. Sur ce nombre, 70 ont été faites par extraction, 28 par abaissement. Par la première méthode, 60 ont réussi, par la seconde, 20 seulement ont été suivies de succès ; ce qui donne un septième seulement d'insuccès par extraction, et un tiers à peu près par abaissement. Cette énorme différence entre les résultats obtenus juge toute la question, et il reste établi dès-lors que l'extraction, comme méthode générale, est incontestablement préférable à l'abaissement; c'était là le but de la première partie de notre travail. Nous passons de suite à la seconde.

DE LA

KISTOTOMIE POSTÉRIEURE,

OU

DÉCHIREMENT DE LA CRISTALLOIDE POSTÉRIEURE

APRÈS L'EXTRACTION,

Comme moyen de s'opposer aux cataractes membraneuses
secondaires.

De la cataracte secondaire. — On entend par
cataracte secondaire, l'opacité qui survient dans
l'œil, après une opération de cataracte, par quelque procédé que ce soit.

On reconnaît plusieurs espèces de cataractes secondaires, différentes les unes des autres, suivant
les causes qui leur donnent naissance. Ainsi :

La cataracte secondaire est dite vraie ou membraneuse, lorsqu'elle est produite par un épaississement des cristalloïdes, devenues opaques à la suite
de la phlegmasie consécutive. Dans ce cas, elle
peut être le résultat, soit de l'opacité des lambeaux
de la capsule antérieure, mal déchirée dans le second
temps de l'opération par extraction, ou dans le premier temps de l'abaissement, soit de l'opacité de
la cristalloïde postérieure. Dans un cas comme dans

l'autre, il n'est pas besoin d'une inflammation bien violente pour amener ce fâcheux accident.

On appelle cataracte fausse secondaire, celle qui est due à un épanchement de lymphe plastique, coagulable, dans la chambre postérieure de l'œil. Celle-là ne peut être que le résultat d'une phlegmasie profonde, soit de l'iris, soit des humeurs de l'œil. Le développement de ces fausses membranes à travers la pupille, succède le plus ordinairement, aux inflammations lentes qui suivent l'abaissement; on les rencontre très rarement après l'extraction. Cette espèce de cataracte fausse peut encore tenir quelquefois à un lambeau du cristallin resté, en place, et qui prenant adhérence avec les capsules, ou avec l'iris, porte, par sa présence à travers la pupille, un obstacle nouveau à la vision.

Enfin, il est encore une autre cause qui, suivant Mackensie, peut procurer la formation d'une cataracte fausse secondaire. Nous citons les paroles de l'oculiste Anglais : « Je suis porté à croire, » dit-il, que, parfois, une couche mince de la » substance du cristallin reste adhérente à l'in- » térieur de la capsule, après l'extraction, et » que cette couche, si mince et si transparente » qu'on ne l'apperçoit pas au moment de l'opé- » ration, devient promptement opaque et cons- » titue un obstacle à la vision après la cicatrisa-

» tion de la plaie (1). » C'est surtout, lorsque les premières couches du cristallin sont molles, que cet enduit ne peut être nié. On peut, dans certains cas, le reconnaître à la couleur un peu terne de la pupille. Ces deux dernières espèces de cataractes fausses, se dissipent souvent d'elles-mêmes quelque temps après l'opération.

On dit que la cataracte secondaire est mixte, quand plusieurs de ces causes se réunissent pour la former.

La formation d'une cataracte secondaire, d'une opacité nouvelle après une première opération pratiquée dans le but de remédier à cette espèce de cas pathologique, est un accident grave, fâcheux, qui enlève à l'opéré tout le bénéfice qu'il espérait obtenir de la manœuvre opératoire à laquelle il s'était soumis.

Néanmoins le prognostic de ces différentes cataractes secondaires est loin d'offrir dans toutes la même gravité. Les unes, les membraneuses ou vraies, étant dues, comme nous l'avons dit, à l'opacité des capsules du cristallin, sont susceptibles de pouvoir être enlevées du champ de la pupille, par une opération nouvelle; les autres, les fausses, et certaines des mixtes, étant le résultat

______

(1) Mackensie ; page 575.

d'une sécrétion pathologique, qui ne peut s'effectuer sans une phlegmasie des membranes et des humeurs de l'œil, sont toujours suivies de rétrécissement, ou d'atrésie de la pupille, d'opacité du corps vitré, et d'amaurose complète; complications redoutables qui détruisent à tout jamais toute chance d'opération, enlèvent tout espoir de guérison.

Disons de plus que dans les cas où on peut recourir à une opération nouvelle, les chances de succès se trouvent toujours considérablement diminuées, car la manœuvre opératoire devient alors plus délicate, souvent plus laborieuse, parce qu'il est fort rare que les lambeaux membraneux n'aient pas contracté d'adhérence avec l'iris, ce qui constitue une complication de plus pour leur extraction.

On comprend dès lors quelle doit être l'importance et l'avantage d'un procédé, ou d'un moyen, qui met les opérés à l'abri de cette funeste chance des cataractes secondaires. Ce moyen, nous avons été assez heureux pour le trouver; c'est *le déchirement de la cristalloïde postérieure,* après l'extraction du cristallin.

Kistotomie postérieure. — Frappé de cette remarque que dans la grande majorité des cas, les cataractes secondaires qui surviennent après l'opération par extraction, sont presque toujours le résultat de l'opacité des capsules, et se développent presque sans inflammation, ayant été à même d'observer aussi, dans maintes occasions, que, lorsque les cristalloïdes avaient été enlevées ou déchirées accidentellement pendant l'opération, jamais il n'était apparu de complication de cette nature ; je fus amené par la réflexion, à penser que le déchirement de l'hémisphère postérieur de l'enveloppe cristalline, pourrait bien être le moyen d'éviter ces accidents consécutifs, je résolus, après mûre réflexion, de tenter cette expérience.

Mes premières tentatives ayant été suivies du succès le plus heureux, je crus devoir signaler à l'attention des praticiens la découverte que je venais de faire, en les invitant à la soumettre aux expériences de leur pratique. C'est pour cela que je présentai, en 1826, à l'Académie de médecine, un mémoire dans lequel j'exposais le procédé que je mettais en usage, et les avantages qui le recommandaient. Cette communication fut l'objet d'un rapport confié à Demours, et me valut une lettre de remercîments, signée de M. Pariset, secrétaire de l'Académie. Ainsi, on le voit, le procédé que je rappelle ici a pour lui la sanction du temps et de l'expérience, puisqu'il remonte à 1826 ; et si je le rappelle ici, c'est que, plus que jamais, je puis assurer qu'il est efficace ; car depuis plus de vingt ans que je le mets en pratique, je n'ai jamais eu à redouter de cataractes secondaires. Il y a de par

le monde, plus de quinze cents opérés, qui pour-
raient au besoin en fournir la preuve vivante et
irrécusable. Il est, je crois, peu de découvertes
qui puissent s'appuyer sur des attestations aussi
nombreuses. C'est donc avec la plus grande con-
fiance que je le recommande de nouveau aux médecins qui s'occupent d'opérations de cataracte. Pour mon compte, je suis intimement convaincu, que c'est à lui seul que je dois les succès
plus nombreux que j'obtiens tous les jours.

Voici maintenant la manière d'opérer :

Procédé opératoire. — Après avoir terminé le
troisième temps de l'opération, c'est-à-dire extrait
le cristallin, je déchire l'hémisphère postérieur de
la capsule ainsi qu'il suit :

L'opéré doit être assis sur une chaise : Le chirurgien se place derrière lui, pose son pied gauche
sur une 2me chaise, de manière à ce que son genou
se trouve à la hauteur de la tête du patient, afin
que celui-ci, puisse en la penchant en arrière trouver un point d'appui sur la cuisse de l'opérateur.
La tête doit avoir une position presque horizonta-
le. L'opérateur soulève alors doucement la paupière supérieure avec le doigt indicateur de la main
gauche, en ayant soin de n'exercer aucune pression sur le globe; un aide abaisse avec un doigt la
paupière inférieure.

L'œil ainsi ouvert; on passe à l'opération. L'ins-

trument qu'on emploie pour déchirer la cristalloïde, et que j'appellerai *kistitôme*, suivant l'expres-
pression inventée par Lafaye pour un instrument
qui avait le même but, (déchirement de l'hémisphère antérieur de la capsule, au second temps de
l'extraction), est de mon invention; je l'ai modifié
plusieurs fois et me suis arrêté après plusieurs es-
sais à celui que je vais décrire.

Le kistitôme est formé par une petite tige cylin-
drique, de la grosseur de celle d'une aiguille à cataracte ordinaire, adaptée à un manche en ivoire ou
en argent, de la longueur du manche d'un couteau
à cataracte ; la tige d'acier se recourbe un peu en
dehors d'abord, en dedans ensuite, de manière à
prendre le contours d'un S, et diminuant graduel-
lement en volume à mesure qu'elle marche vers
son extrémité, est enfin terminée par un petit ren-
flement triangulaire, formant angle droit avec la
tige, et qui présente assez bien la figure d'une
flamme, cet instrument dont se servent les vétéri-
naires pour saigner les chevaux. La petite flamme
du kistitôme est tranchante sur les deux bords, aiguë à son extrémité, plate et unie dans la face
postérieure, présentant une arrête médiane peu
saillante à sa face antérieure. Voilà la manière
d'employer l'instrument (1).

---

(1) Voir la planche.

On l'introduit à plat sous la cornée, en soulevant délicatement les lèvres de l'incision faite à cette membrane ; on le porte ainsi jusqu'au centre de la pupille. Arrivé là, par un demi mouvement de rotation qu'on fait subir au manche, on porte la pointe de l'instrument vers les parties profondes du globe, on divise la cristalloïde postérieure par une première incision verticale faite de haut en bas, puis on éloigne les lambeaux déchirés vers les parties latérales de la pupille ; on retourne l'instrument à plat et on le retire vivement, en laissant en même temps fermer l'œil. Ce manuel opératoire, fait par une main exercée, ne demande pas plus d'une seconde. On frictionne doucement le globe de l'œil avec le doigt, afin de s'opposer à la hernie de l'iris, et on panse immédiatement avec un plumasseau de charpie fine (1).

Il est très important que la capsule soit bien déchirée, et les lambeaux écartés du centre de la pupille ; car si on se contentait d'une simple déchirure verticale, il pourrait arriver quelquefois que les deux lèvres de cette incision, venant à se rapprocher plus tard, ne se cricatrisassent entre eux, et consécutivement ne devinssent opaques.

Voyons maintenant ce qui se passe dans l'œil, quand la capsule a été bien déchirée. Le corps vi-

---

(1) Voir la planche. F. n° 3.

tré ne se trouvant plus retenu par l'hémisphère postérieur de l'enveloppe cristalline, se porte en avant et fait hernie à travers l'ouverture faite à la membrane. Cette interposition de l'humeur vitrée entre les lambeaux de la cristalloïde empêche qu'ils puissent se rapprocher, et contracter des adhérences entre eux; et c'est ainsi que la formation de toute cataracte membraneuse secondaire devient impossible.

Mais, objectera-t-on, le corps vitré après le déchirement de la capsule, ne se trouvant plus retenu en place par son soutien ordinaire, doit alors, à cause de sa fluidité, s'échapper à travers l'ouverture faite à la cornée. C'est là le grand argument qu'on a fait contre mon procédé, dans une séance de l'Académie de médecine. Eh bien! cette objection est sans fondement, les faits pratiques sont là pour le prouver. En effet, à moins d'altération particulière du corps vitré, il suffit, sitôt le temps de l'opération terminé, de retirer promptement l'instrument, et de laisser retomber les paupières, pour s'opposer à toute évacuation de cette humeur. La faible portion qui accompagne le retrait de l'instrument est si minime, qu'elle ne peut, par elle-même, offrir de gravité. On a remarqué souvent qu'une évacuation, même assez considérable, du corps vitré, survenue pendant l'opération ordinaire, n'était pas une cause de non réussite;

ce qui me ferait croire que l'humeur vitrée peut se régénérer comme l'humeur aqueuse. Dans les cas ordinaires, c'est-à-dire lorsque les humeurs de l'œil présentent toute la densité normale, il ne s'évacue du corps vitré que la portion contenue dans les cellules hyaloïdiennes déchirées par la flamme du kystitôme. Ainsi, on le voit, ce danger est tout-à-fait chimérique; il faudrait pour amener cet accident une main maladroite et peu exercée; or, cette main là ne serait pas plus apte à pratiquer tout autre temps de l'opération par extraction. L'évacuation du corps vitré, après le déchirement de la cristalloïde, est si peu à craindre, qu'on peut, sans danger, dans la plupart des cas, permettre à l'opéré de distinguer quelques objets; néanmoins il est plus prudent de le faire avant ce dernier temps du manuel opératoire.

On pourrait peut-être craindre encore que le mouvement d'expansion, en avant du corps vitré, après le déchirement de l'hémisphère postérieur de la capsule, ne fût subi aussi par l'iris, et ne provoquât la sortie de cette membrane à travers les lèvres de la plaie. Mais je puis assurer que la procidence de l'iris ne se montre pas plus souvent à la suite de mon procédé, que dans l'opération ordinaire, surtout si on a soin de s'assurer, avant que de placer l'appareil, que cette membrane est en son lieu et place.

La seule complication qui se présente quelque fois à la suite de mon procédé opératoire, mais qui est d'une innocuité constante; c'est l'interposition, entre les lèvres de l'incision cornéenne, d'une petite portion du corps vitré. Quand cela arrive, on aperçoit, quelques jours après l'opération, un petit lambeau de l'hyaloïde attenant à la cicatrice de la cornée, et ressemblant assez bien à une portion de chassie détrempée par les larmes. Le travail de la cicatrisation suffit seul pour amener la chute de ce lambeau membraneux, dont les cellules ont été vidées, exprimées, pour ainsi dire, par la pression naturelle des paupières. Ce phénomène n'est point particulier à mon procédé, puisque tous les oculistes qui emploient l'extraction l'ont remarqué quelquefois à la suite de cette opération.

Mettre les individus opérés de la cataracte, à l'abri de toute cataracte membraneuse ou capsulaire, qui survient après l'extraction, n'est pas le seul avantage qu'offre mon procédé opératoire, le seul danger qu'il conjure, la seule complication à laquelle il remédie.

Ainsi on conçoit parfaitement qu'il s'oppose à la formation de ces cataractes secondaires dites fausses, et qui sont produites, soit par l'épaississement de cette couche extérieure du cristallin qui

enduit la surface de la cristalloïde (1), soit par un
morceau de la cataracte qu'on a oublié dans l'opération, ou qu'on n'a pu extraire, puisque tout cela
se trouve entraîné au dehors, ou éloigné du champ
de la vision par le déchirement de la capsule, et
la légère évacuation des premières cellules du corps
vitré. L'opérateur se trouve dès-lors dispensé de recourir dans aucun cas à la curette ordinaire, pour débarrasser la pupille des accompagnements de la cataracte. On sait au reste que l'espèce de trouble dont
je parle ici se dissipe souvent quelque temps après
l'opération, et que la vision se rétablit peu à peu.

Enfin, dans le cas où l'hémisphère postérieur de
la capsule se trouve être atteint d'opacité, ce qui est
une complication à laquelle on ne peut obvier, par
le procédé ordinaire, le déchirement de la membrane, l'écartement de ses lambeaux, sont, on le
conçoit, le moyen sûr de faire disparaître cette cataracte capsulaire postérieure.

Conclusion. — En résumé, le procédé que j'ai
imaginé remplit donc trois indications importantes :

1° Il s'oppose à la formation de toute cataracte
membraneuse secondaire, et de certaines cataractes secondaires fausses.

2° Il remplace très avantageusement l'usage de

---

(1) MACKENSIE ; 575.

la curette, puisqu'il débarrasse la pupille de tout accompagnement du cristallin.

3° Il remédie à l'opacité de la capsule postérieure.

J'ajouterai, en terminant, que l'expérience m'a démontré que les malades, opérés par ce procédé, ont en général la vision plus claire, plus nette que ceux qui le sont par les méthodes ordinaires. Cela tient à ce qu'il est bien rare qu'après les opérations de cataracte, il ne reste pas quelques points de la capsule qui soient atteints d'un peu d'opacité. Cette altération peu apercevable à l'œil nu, peut être facilement reconnue à la loupe, et quelque minime qu'elle soit, elle n'en constitue pas moins un obstacle à la clarté de la vue. En éloignant les lambeaux de la capsule du champ de la vision, par son déchirement en tous sens, on évite cette complication, et la vision y gagne nécessairement en netteté, puisque la pupille se trouve entièrement libre, et dégagée de tout ce qui pourrait gêner la perception des objets.

Ne sommes-nous pas dès-lors en droit de dire que le déchirement de l'hémisphère postérieur de la capsule, après l'opération par extraction, est le complément de cette manœuvre opératoire?

Nous terminons en priant ceux de nos confrères, qui ont fait de l'ophthalmologie une étude approfondie et consciencieuse, et qui ont l'habitude de la chirurgie oculaire, de vouloir bien expérimenter froidement et sans prévention le procédé que nous leur soumettons aujourd'hui : nous ne leur demandons qu'une chose, c'est qu'avant de porter sur lui un jugement favorable ou défavorable, ils veulent bien le mettre en pratique. Ils comprendront en effet que pour nous toutes les objections théoriques qu'on pourrait diriger contre, ne seraient d'aucune valeur réelle. Toute vérité en médecine n'est-elle pas susceptible d'être attaquée et discutée? mais, à ceux qui nous feraient des objections de cette nature, nous leur répondrions par les faits innombrables que nous possédons, et par cette parole d'un physiognomoniste bien connu. « Rien ne peut » détruire quelque chose de positif, un fait; on » ne saurait lui opposer de fait positif, et toutes » les objections sont purement négatives (1). » Qu'ils fassent comme nous, qu'ils expérimentent patiemment et consciencieusement, et nous sommes certains qu'ils arriveront à la même conviction et aux mêmes résultats.

Les observations suivantes, prises dans mon journal, vont faire ressortir l'exactitude et la vérité des faits que je viens de signaler.

---

(1) Lavater ; page 57.

OBSERVATION PREMIÈRE.

Cataractes aux deux yeux. — Double extrac-
tion. — Kistotomie postérieure à l'œil droit. —
Cataracte membraneuse secondaire à l'œil gau-
che. — Vision parfaite de l'œil droit.

Pendant le séjour que je fis à Marseille, en l'année 1825, j'opérai, le 15 janvier, M. Gros, âgé de
soixante ans, aveugle depuis plusieurs années, et
qui m'avait été adressé et recommandé par M. le
marquis de Montgrand, maire de la ville à cette
époque. L'opération fut faite par extraction aux
deux yeux, et présenta assez de difficultés à cause
de la grande mobilité des yeux; la cristalloïde
postérieure fut déchirée à l'œil droit seulement.

L'inflammation qui succéda fut assez forte pour
exiger une saignée du bras, et une application de
20 sangsues aux mastoïdes. Cependant, après trente
deux jours de soins et de traitement, je levai l'appareil.

La phlegmasie consécutive avait amené l'opacité
de la capsule de l'œil gauche que j'avais omis de
déchirer après l'opération. La pupille de l'œil droit,
où cette manœuvre avait été pratiquée, était libre, et la vue était nette dans cet œil.

Selon toute probabilité, sans la kistotomie postérieure, cette opération n'eût point été suivie de
succès; car, sous l'influence de la phlegmasie
consécutive qui avait été la même dans les deux
yeux, la cataracte membraneuse se serait développée dans l'œil droit avec autant de facilité que dans
le gauche.

L'observation suivante présente les mêmes circonstances, suivies du même résultat.

OBSERVATION DEUXIÈME.

*Cataractes aux deux yeux. — Extraction. — Dé-
chirement de la cristalloïde postérieure à l'œil
gauche. — Réussite. — Cataracte secondaire
à l'œil droit.*

La veuve Paquet, de Châteauneuf (Charente),
âgée de 65 ans, affectée de deux cataractes cristal-
lines, fut opérée par extraction le 11 avril 1827.
L'opération fut simple et facile. Néanmoins, l'in-
docilité de cette femme qui, à chaque pansement,
ouvrait les yeux pour s'assurer qu'elle y voyait,
amena de l'inflammation aux deux yeux. Un traitement antiphlogistique énergique, et une diète
sévère, amenèrent la disparution des symptômes

inflammatoires; mais l'œil droit, dans lequel j'avais omis de déchirer la cristalloïde postérieure, offrait une cataracte secondaire.

Je pourrais citer un grand nombre de faits de cette nature, qui prouvent d'une manière évidente tout l'avantage du déchirement de la cristalloïde postérieure.

OBSERVATION TROISIÈME.

Cataractes aux deux yeux. — Opération par extraction. — Déchirement de la cristalloïde à l'œil droit. — Réussite aux deux yeux. — Ophthalmie double un an après l'opération. — Opacité de la cristalloïde de l'œil gauche.

Au commencement de l'année 1823, j'opérai par extraction aux deux yeux, la nommée Isabeau Bogard, des environs de Brioude, département de la Haute-Loire, atteinte de deux cataractes depuis plusieurs années. Elle était alors âgée de cinquante-cinq ans. La cristalloïde de l'œil droit fut divisée après l'opération; mais cette précaution ne fut pas prise pour l'œil gauche; malgré cela, l'opération n'ayant pas été suivie d'aucun symptôme d'inflammation, je trouvai, à la levée de l'appareil, les deux pupilles parfaitement nettes. Peu de temps après, l'opérée y voyait assez bien pour pouvoir reprendre son travail qui consistait à fabriquer des dentelles.

Un an après l'opération, une violente ophthalmie atteignit les deux yeux, et ne céda qu'après deux mois de soins et de traitement. Mais quand la malade put ouvrir les yeux, elle s'aperçut avec peine qu'elle ne voyait plus de l'œil gauche.

Voilà ce qui était arrivé. L'inflammation qui avait atteint les deux yeux avait gagné la cristalloïde de l'œil gauche, qui n'avait pas été déchirée après l'opération, et avait amené l'opacité de cette membrane. A l'œil droit le même accident n'avait pu arriver, parce que la membrane n'existait plus.

On ne peut donc nier, que dans cette circonstance le déchirement de la cristalloïde de l'œil droit n'ait sauvé l'opérée de la perte nouvelle et complète de la vision.

Je pourrais citer deux ou trois autres observations semblables.

OBSERVATION QUATRIÈME.

Cataracte à l'œil droit. — Extraction. — Cataracte capsulaire consécutive.

Le 18 juillet 1841, j'opérai dans l'hôpital Saint-Louis, à la Rochelle, en présence des médecins et chirurgiens de cet établissement, le nommé Mathieu Marquet, de Mézières (Haute-Vienne), âgé de 22 ans, ainsi que douze autres cataractés, dont voici les noms : Joumot, Philippe, de Ste-Soule, âgé de 66 ans ; Benêt, Laurent, de la Flotte (île de Ré), âgé de 64 ans ; Henry, Madeleine, de la Flotte, âgée de 61 ans ; Martin, François, de Bourgneuf, âgé de 54 ans ; Pelet, François, de Loix (île de Ré), âgé de 70 ans ; Poupelain, Pierre, de Melle (Vendée), âgé de 79 ans ; Suire, André, de Salles, âgé de 47 ans ; M. Jean Haller, économe du séminaire de Luçon (Vendée), âgé de 64 ans ; la veuve Bellois Forget, de la Flotte ; la veuve Masson Chaigneau de Loix ; Mercier, Madeleine, d'Ars en Ré, âgée de 56 ans ; Jeanne Tardy, de Ste-Soulle, âgée de 59 ans ; Suzanne Bomard, de Charron, âgée de 58 ans.

Chez tous ces cataractés, j'employai l'extraction,

si ce n'est sur l'œil gauche de la femme Bomard,
que j'opérai par abaissement. Chez tous aussi,
excepté chez Marquet, sujet de cette observation,
j'eus la précaution de déchirer les cristalloïdes postérieures après l'extraction des cristallins.

Eh bien! chez celui seul dont la cristalloïde postérieure ne fut pas déchirée, je trouvai à la levée
de l'appareil une cataracte capsulaire secondaire,
quoique cependant il fût survenu chez lui beaucoup moins d'inflammation que chez certains autres de ces opérés.

Dira-t-on que c'est là un pur effet du hasard?
Quant à moi je suis intimement convaincu que
cette cataracte secondaire ne se serait pas montrée,
si j'avais eu la précaution chez ce jeune homme,
comme chez les autres, d'employer mon procédé
opératoire.

OBSERVATION CINQUIÈME.

*Cataracte double. — Opération par extraction à
l'œil gauche. — Opération par abaissement à
l'œil droit. — Cataracte capsulaire consécutive
à l'œil droit. — Réussite à l'œil gauche.*

Le 15 avril 1841, j'opérai, de deux cataractes,
madame veuve Albert, d'Ambarès (Gironde), âgée

de 72 ans. La cataracte de l'œil gauche, dont les premières couches paraissaient molles, fut opérée par extraction, et j'eus soin de déchirer la cristalloïde postérieure avec beaucoup de soins, parce que la pupille, après la sortie du cristallin, paraissait encore trouble. Le cristallin de l'œil gauche étant évidemment plus dense, je résolus de l'abaisser.

L'inflammation consécutive fut nulle dans l'œil opéré par extraction; il survint quelques douleurs légères dans l'œil opéré par abaissement.

A la levée de l'appareil, je trouvai une cataracte capsulaire à l'œil droit; mais la pupille était noire et parfaitement nette à l'œil gauche.

OBSERVATION SIXIÈME.

Cataractes aux deux yeux. — Opération par extraction à l'œil gauche. — Déchirement de la cristalloïde postérieure. — Réussite complète.

Au mois de décembre 1825, j'opérai à Moulins (Allier), M. Roux, propriétaire, habitant cette ville, âgé alors de 72 ans.

Cet aveugle me fut conduit par son fils, M. le docteur Roux, médecin en chef et professeur à l'hô-

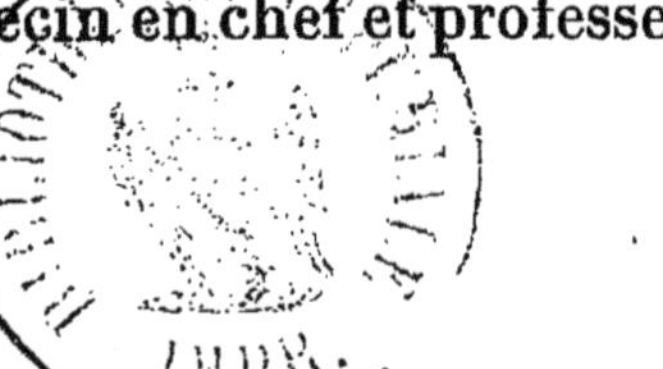

pital militaire de Strasbourg, et plus tard, en 1830, médecin en chef de l'expédition d'Alger (1). Il présentait deux cataractes parfaitement formées aux deux yeux, et dont le commencement remontait à deux ans à peu près. Celle de l'œil droit avait tous les caractères d'une cataracte cristalline simple, mais celle de l'œil gauche était évidemment compliquée de l'opacité de la cristalloïde antérieure. Nous convinmes de n'opérer que l'œil gauche et d'employer l'extraction.

La cornée ayant été ouverte, je pus reconnaître de suite la justesse de mon diagnostic, relativement à l'opacité de la capsule. Il me fallut donc, avant de passer à l'extraction du cristallin, aller saisir, avec de petites pinces, la membrane opaque, et l'extraire avec des tractions légères. Cette manœuvre terminée, je pus faire sortir le cristallin avec la plus grande facilité.

---

(1) En 1831, pendant un séjour de quelques mois que je fis à Strasbourg, j'opérai, par mon procédé, dans le grand amphithéâtre de l'hôpital militaire de cette ville, en présence de M. le docteur Beclard, chirurgien en chef, de M. le docteur Roux, médecin en chef de cet établissement, et d'un grand nombre d'élèves, trois cataractés que ces médecins avaient eu la bonté d'y admettre, afin que je pusse faire la démonstration de ma méthode opératoire. Les trois opérations furent suivies du succès le plus heureux.

Ce dernier temps de l'opération achevé, je fis observer à M. le docteur Roux, qui croyait l'opération terminée, que j'avais l'habitude de déchirer en tous les sens la cristalloïde postérieure, afin d'obvier aux cataractes membraneuses secondaires.

Après avoir réfléchi un moment à la manœuvre que je proposais, et pesé tous les avantages que son père pouvait en retirer, le docteur Roux convint avec moi que le moyen lui paraissait on ne peut plus rationel, et il me pria de vouloir bien le mettre en usage devant lui. Je déchirai donc la capsule, écartai les lambeaux et posai l'appareil ordinaire.

Les suites de l'opération furent exemptes d'accidents inflammatoires intenses. Il ne survint que quelques douleurs passagères, accompagnées d'un peu de larmoiement; et vingt-six jours après l'opération, nous pûmes faire ouvrir l'œil opéré. C'est alors que nous eûmes lieu de reconnaître l'avantage du procédé, et que nous pûmes nous applaudir de l'avoir employé. En effet, un quart à peu près de la pupille à sa partie supérieure et externe, était obstrué par un lambeau membraneux; il est croyable, dès-lors, que si la cristalloïde n'eût pas été déchirée, et ses lambeaux écartés, l'opacité qui n'occupait qu'une petite portion de cette ouverture, l'eût envahie entièrement, et l'opération eût été infructueuse (1). Aujourd'hui, après 19 ans d'opération, le lambeau existe encore, mais le reste de la pupille est toujours libre et parfaitement net, et malgré son grand âge, l'opéré y voit encore à lire et à écrire avec ses lunettes à cataracte.

OBSERVATION SEPTIÈME.

Cataracte à l'œil droit. — Commencement de la même maladie à l'œil gauche. — Extraction. — Kistotomie postérieure. — Réussite.

M. l'abbé de la Chapelle, ancien directeur des affaires ecclésiastiques sous la restauration, vint me consulter en 1831 ; il présentait alors une cataracte bien formée à l'œil droit. Comme la même maladie commençait à se manifester à l'œil gauche, et que le malade se désespérait de voir qu'il perdait la vue, je résolus de pratiquer l'opération à l'œil droit.

Au mois de septembre de la même année, je pratiquai cette opération au château de Contigny (Allier), chez M. de Balor, l'un des amis de l'opé-

---

(1) Voir la planche, n° 4.

ré; je fus assisté dans cette opération par M. le docteur Cartier. La méthode employée fut l'extraction, suivie de la kistotomie postérieure.

Nulle phlegmasie ne se développa à la suite de cette opération, et, un mois après, l'opéré lisait les journaux sans lunettes.

Les six opérations qui terminent ce travail, ont été faites à Lyon par la méthode de l'extraction, complétée par le déchirement de la cristalloïde postérieure, depuis que j'ai établi et fixé dans cette ville mon cabinet de consultations, spécialement consacré aux maladies des yeux. Ceux de nos confrères qui habitent le département du Rhône sont donc à même de pouvoir, sans se déplacer, constater les faits que nous avançons et reconnaître les avantages que nous signalons.

OBSERVATION HUITIÈME.

Cataractes aux deux yeux.—Extraction.— Kistotomie postérieure — Succès.

Jean Baptiste Vulpillat, agé de 60 ans, marchand de chevaux, demeurant rue Moncey, 12, à la Guillotière, est atteint de cataracte à l'œil gauche depuis 3 ans, et à l'œil droit depuis sept mois à peu près.

Ces deux cataractes sont bien formées; cet homn'y voit plus à pouvoir se conduire. Nous décidons l'opération.

Le 24 janvier 1844, nous faisons l'extraction de ses deux cataractes; l'une, celle de l'œil gauche, est dure, volumineuse, l'autre, celle de l'œil droit, est molle dans ses couches extérieures.

A l'œil gauche l'opération fut faite sans difficulté; à l'œil droit la section de la cornée fut faite en deux temps, l'iris étant venu se jeter sous la lame du kératotôme au moment ou celui-ci traversait la chambre antérieure. Afin d'éviter la lésion de cette membrane, je fis la section beaucoup plus étroite qu'à l'ordinaire, et je l'agrandis par un second temps, avec mon couteau mousse.

L'extraction des cristallins achevée, je déchirai les cristalloïdes aux deux yeux; il s'écoula un peu d'humeur vitrée à l'œil ganche.

Suite de l'opération. — 1er jour, 24 janvier. Aucune douleur. Diète. Repos absolu. Compresses belladonisées sur les yeux.

25. Bien. Aucun symptôme d'inflammation. Diète, orge coupée avec du lait.

26. Continuation du même état. Deux bouillons dans la journée.

27. Légère céphalalgie sus-orbitaire. Bains de pieds sinapisés. Deux bouillons.

28. Mieux. Point de douleurs de tête. Limonade. Deux potages.

29. Depuis lors, aucun symptôme d'irritation ne se manifesta ; et le vingt-cinquième jour de l'opération, le malade avait le bandeau enlevé. La vue est parfaitement rétablie, à tel point que le père Vulpillat, de la Guillotière distingue parfaitement l'église et l'observatoire qui surmontent la colline de Fourvières.

OBSERVATION NEUVIÈME.

Cataractes aux deux yeux. — Extraction. — Déchirement des cristalloïdes postérieures. — Réussite.

M. l'abbé Paillet, curé de St-Symphorien-sur-Coise (Rhône), âgé de 53 ans, était atteint de cataracte à l'œil gauche depuis cinq ou six mois, à l'œil droit depuis plus d'une année.

Ces deux cataractes étaient d'une couleur grise, n'intéressaient que le cristallin, et présentaient toutes les conditions favorables à une opération.

Le 1er juin dernier, j'opérai les deux yeux par extraction. Cette opération fut pratiquée en présence de M. le curé de la Guillotière, qui avait offert son domicile à son confrère, de plusieurs ecclésiastiques et du frère de l'opéré.

Les suites de l'opération furent aussi heureuses

qu'on pouvait le désirer ; il ne se manifesta point d'inflammation, et peu de jours après, l'opéré distinguait les objets.

Aujourd'hui, M. le curé de St-Symphorien a repris depuis plus d'un mois ses occupations, et la vue prend de la force tous les jours.

En examinant ses yeux, on aperçoit dans l'œil gauche quelques lambeaux membraneux, opaques, qui bordent la circonférence de la prunelle ; on distingue parfaitement l'endroit où la cristalloïde postérieure a été déchirée. Dans l'œil droit on voit aussi à la partie externe de la pupille, un petit lambeau membraneux. Ces portions de cristalloïde opaque ne gênent point la vision.

OBSERVATION DIXIÈME.

Cataractes aux deux yeux. — Opération par extraction. — Déchirement des cristalloïdes postérieures. — Névralgie sus-orbitaire consécutive à l'œil gauche. — Réussite complète.

Au mois de mars dernier, je fus consulté par madame la supérieure de l'hôpital de la Guillotière, qui était aveugle depuis deux ou trois ans.

A l'examen des yeux, je reconnus deux cataractes parfaitement formées, et exèmptes de toute complication. Les autres membranes et humeurs de l'œil étaient parfaitement saines; l'état général était parfait, la malade était d'un tempérament très sain, et n'ayant jamais été affectée d'aucune maladie interne grave.

J'opérai madame la supérieure peu de jours après; j'employai encore ici l'extraction, suivie de mon procédé.

L'inflammation qui se manifesta après l'opération, fut légère, et céda promptement à quelques tisanes rafraîchissantes, et à un purgatif salin pris le cinquième jour après l'opération.

Mais vers le neuvième jour après l'opération, il se manifesta quelques douleurs sus-orbitaires légères, qui peu à peu augmentèrent d'intensité.

Ces douleurs toutes nerveuses, semblaient revenir par accès, et se manifestaient surtout pendant la nuit; j'employai sans succès contre elle l'opium à l'intérieur, et quelques autres calmants ou antispasmodiques.

Puis, au bout de quatre ou cinq jours, ayant remarqué que ces douleurs paraissaient prendre un type périodique, je les attaquai par une médication antipériodique, le sulfate de quinine, à la dose ordinaire, et en potion. La névralgie céda de

suite à cette médication, et disparut complètement.

Après vingt-cinq jours de traitement, la malade
y voyait parfaitement; les pupilles étaient nettes
et libres, et il ne restait de traces de l'opération pratiquée, que les cicatrices de la cornée encore légèrement opaques.

OBSERVATION ONZIÈME.

*Cataractes aux deux yeux. — Opération par ex-
traction. — Déchirement des cristalloïdes postérieures. — Réussite.*

M. Deladure, ébéniste, demeurant rue Bouteille, 30, agé de 70 ans, était atteint de deux cataractes depuis plusieurs années. Ces cataractes, de couleur brune foncée, avaient été méconnues par plusieurs médecins, qui avaient diagnostiqué une
amaurose. Mais, après une interrogation longue et
minutieuse, je sus que ce malade distinguait les
objets avec plus de facilité, quand il était dans l'obs-
curité, que lorsqu'il se trouvait tourné vers la vive
lumière; que la diminution de la vue avait été accompagnée de toutes les illusions d'optique qui ac-
compagnent ordinairement le développement de la

cataracte; et de plus, en examinant les yeux, je re-marquai que les pupilles avaient toute la mobilité accoutumée. Il n'y avait donc là aucun symptôme de paralysie de la rétine ou du nerf optique.

Au reste, pour un praticien habitué à observer les opacités du cristallin, il suffisait de regarder les yeux, pour reconnaître de suite une cataracte, de celles que certains opérateurs ont appelée noire.

J'opérai donc les deux yeux à la fin de mai 1844. Il y avait, je dois le dire, une complication qui me faisait redouter l'inflammation, c'était une blé-pharite chronique assez intense, et qui datait de fort longtemps.

Néanmoins j'employai l'extraction, voulant être à même de prouver au besoin la justesse de mon diagnostic.

Les yeux étant petits, enfoncés, et la cornée très étroite, la section de cette membrane fut difficile; et à l'œil gauche, je fus obligé d'y revenir à deux fois. Mais une fois les cornées bien ouvertes, les cristallins furent extraits avec assez de facilité.

Après l'extraction, les pupilles étaient encore troubles, mais sitôt que j'eus ouvert les cristalloï-des postérieures, les prunelles devinrent claires et tout-à-fait dégagées.

Malgré la complication de l'inflammation pal-pébrale chronique, les suites de l'opération furent des plus heureuses.

Le malade souffrait si peu que, le quatrième jour, il se levait, et quand j'arrivai le matin pour le panser, je le trouvai occupé dans sa mansarde à faire son lit. Je me fâchai de cette imprudence, et lui ordonnai plus de patience et de repos.

Cette imprudence ne fut pourtant suivie d'aucun accident, et après vingt jours de traitement et de soins consécutifs, il put reprendre ses travaux d'ébénisterie.

OBSERVATION DOUZIÈME.

Cataracte à l'œil droit. — Opérée par extraction. — Kistotomie postérieure. — Légère phlegmasie consécutive. — Réussite.

Le 20 juillet dernier, j'opérai par extraction la femme Girard, âgée de 46 ans, demeurant rue de Chartres, 8, à la Guillotière; elle avait une cataracte à l'œil droit depuis quelques années.

L'œil gauche avait été opéré, il y a dix-huit mois, par un autre médecin, pour la même maladie. C'est l'abaissement qu'on avait pratiqué; mais l'opération n'avait eu aucun succès, ayant été suivie d'une inflammation longue, qui s'était terminée par une paralysie complète de l'organe. De

plus, en examinant avec attention cet œil, on ap-
percevait le cristallin cataracté, nageant au milieu
des humeurs de la chambre postérieure et suivant
toutes les oscillations, tous les mouvements du
globe, il paraissait avoir été peu attaqué par l'absorption, car il présentait, à peu de chose près, son
volume ordinaire.

L'opération de l'œil droit que je fis par extraction, et que je complétai par le déchirement de la
cristalloïde postérieure, fut suivie du succès le
plus complet, quoique la malade fut très indocile
et très imprudente, et qu'il survint une plegmasie
légère qui nécessita l'emploi des sangsues aux
mastoïdes, et des purgatifs salins.

Après un mois de traitement et de soins, l'opérée
était parfaitement rétablie, et sa vue était aussi
bonne quelle peut l'être après une opération de
cette espèce.

OBSERVATION TREIZIÈME ET DERNIÈRE.

*Cataractes aux deux yeux.—Extraction.— Réus-
site.*

J'ai opéré, par extraction, le 29 juillet dernier,
dans l'hospice de l'Antiquaille de Lyon, la sœur
Girard, agée de 76 ans, atteinte de deux cataractes.

Aujourd'hui quinzième jour de l'opération, il n'est survenu aucune inflammation, et tout me fait espérer une réussite complète (1).

Je pourrais ajouter encore un grand nombre de faits, observés depuis que je me suis fixé à Lyon; mais comme ils ne seraient qu'une répétition presque exacte de ceux que je viens de signaler, ils ne serviraient qu'à grossir ce travail de détails et de longueurs inutiles.

---

(1) Le 11 août, j'ai levé l'appareil. La malade a ouvert les yeux. La vue est rétablie.

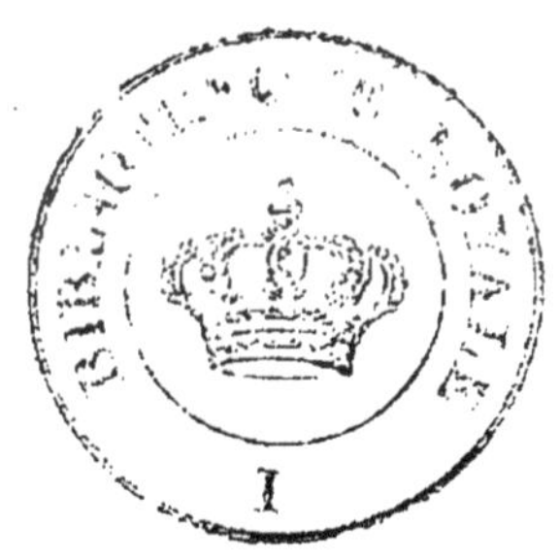

EXPLICATION DE LA PLANCHE.

N° 1. Kistitôme de mon invention pour déchirer la cristalloïde postérieure.

N° 2. Kératotôme mousse de mon invention, pour revenir à l'incision de la cornée, quand elle n'a pu se faire d'un seul temps.

N° 3. Position du kistitôme dans l'œil, quand on veut aller déchirer la cristalloïde postérieure.

N°ˢ 4, 5, 6, 7, 8. Différentes figures représentant des lambeaux membraneux opaques qui, malgré leur présence à travers les pupilles, ne gênent en rien la vision, parce que dans tous ces cas il existe dans un point quelconque de l'ouverture pupillaire, une partie parfaitement claire et lucide, à travers laquelle la vision s'établit avec la plus grande netteté.

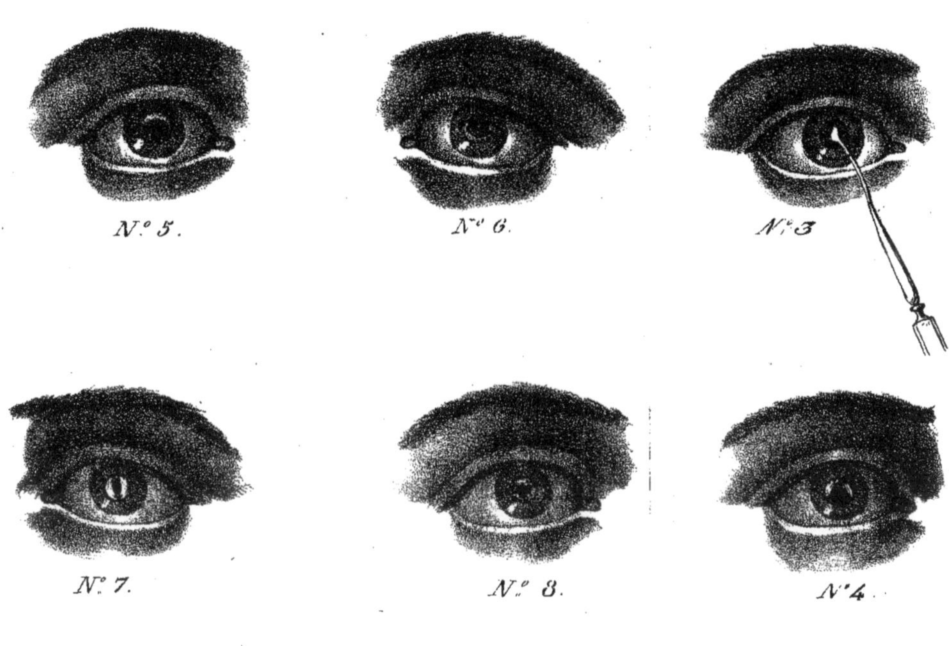

N.º 5.
N.º 6.
N.º 3.
N.º 7.
N.º 8.
N.º 4.
N.º 1 Kistitôme
N.º 2 Keratôtôme

www.ingramcontent.com/pod-product-compliance
Ingram Content Group UK Ltd.
Pitfield, Milton Keynes, MK11 3LW, UK
UKHW022249120726
13694UKWH00003B/1010